AV男優
しみけんが
教える

うんこ座りで

オトコの悩みの大半は解決する！

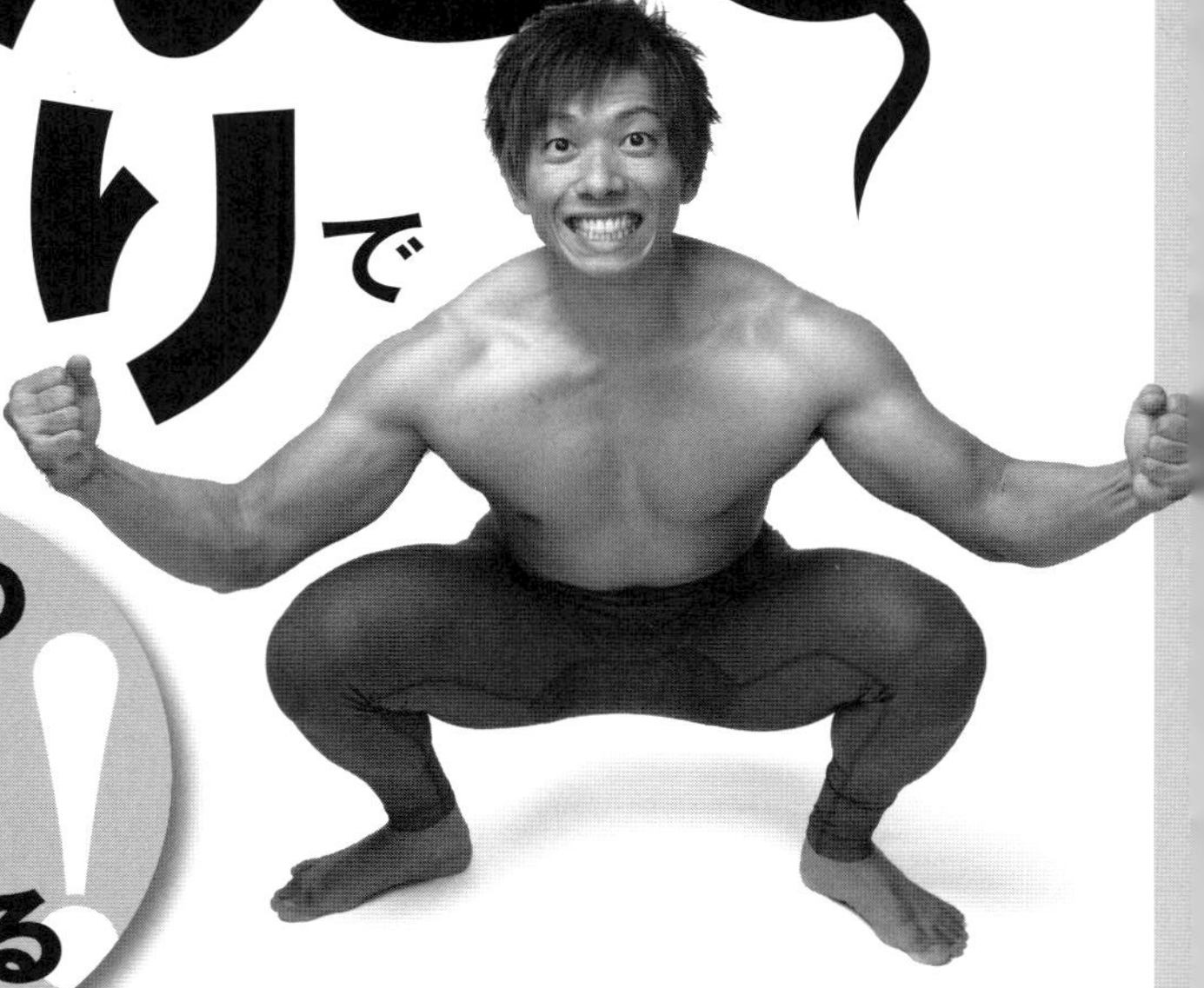

しみけん

扶桑社

はじめに　未来の自分のためにしていること、ありますか？

この本を手に取ってくださった皆様、ホントにありがとう！　そして質問です！

「10年後、20年後、30年後の未来の自分にしてあげていること、ありますか？」


この質問に対してすぐ「はい！　あります！」と答えられた人は、マル！

ちょっと口ごもってしまったり、考えてしまった人！

安心してください。今日からでも、いや、今すぐからでも始められます！

何より、**この本を読んでくださっていることが、未来の自分へしてあげていることになるでしょう。**


今、勉学や仕事や生きることに、毎日身を粉にしている人が、たくさんいらっしゃいます。

僕も18歳から男優を始めて、気付けば38歳。あっという間でした。

そう、「気づけばあっという間」と言える人は、ちゃんと生きている証拠です。

何かに夢中になっているときの時間が経つ早さといったら……。

でも、待ってください。

忙しくて、食事も運動も睡眠も「ちゃんとしたほうがいいのはわかっているのに、なかなか時間が作れずできていない」という方も多いのではないでしょうか？

頑張って働いて、定年退職。さぁ！　老後を楽しむぞ！となったとき……。

貯金もある、仕事をリタイアして時間もある、一緒に遊ぶ伴侶や友達もいる。

でも「健康」でなければどうにもなりません。

自由業の人も、年を取って仕事のペースをセーブして時間を作ったときに「健康」でなかったとしたら、やっとできた人生の余裕を楽しめないと思うんです。


今やるべきことは貯金ではなく貯筋！


今はよくてもその頑張り過ぎた体へのしわ寄せは、未来の自分へ一歩一歩しのび寄っています（おどしてごめんなさい！）。そして病気やケガをしたとき、**恐らく全員が口にするであろう言葉は「健康が一番」。**

背に腹は代えられません。生きていく上でもちろんお金は必要です。

ですが、お金よりも健康のほうがもっと大事です。

お金はないけど健康。

お金はあるけど不健康。

どっちが楽しいと思います？

絶対、健康ですよ。

だから今、皆さんがやるべきことは、未来の自分のために「貯金」ではなく「貯筋」することなんです。

欲をいえば「お金の余裕もあるし、健康」が一番なんですけどね（笑）。


でも、コレ、本書を読んでくださる方には可能な話なんです。

なぜかというと……。

これから僕がお伝えする、「オトコのための下半身トレーニング」は時間がない人でも簡単にできて、三日坊主の人でも続けられるくらい簡単です。**健康になれば「元気」も出てきて、元気なところに人は集まり、お金も集まる。**

人が興味を示すもの全部を手に入れられちゃうかもしれないんです！

それくらい画期的なのが、僕が教える「オトコのための下半身トレーニング」なんです！

それでは早速いってみましょう！　レッツ・うんちング!!

もくじ

はじめに　うんこ座りでオトコの悩みの大半は解決する！――3

第1章　うんこ座り・アズ・ナンバーワン

僕が一番伝えたい、オトコのトレーニングの正体は……――13

日本から消えた!? 〝うんこ座り〟――16

うんこ座りが老後の人生を豊かにする!?――18

お尻の筋肉を柔軟にするうんこ座り――20

第2章　ボッキの敵をやっつけろ！

オトコの下半身はホルモンに支配されている――27

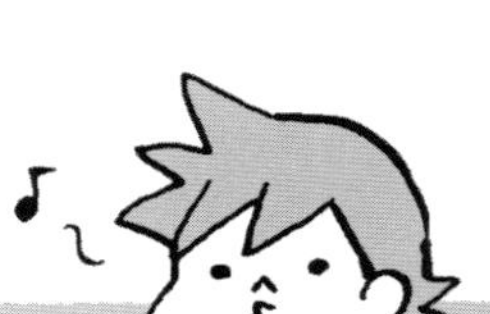

下半身を鍛えるとボッキ力が高まる理由　33
これは覚えておきたい！　僕たちの宿敵「コルチゾール」　40
運動不足も体のストレスになる!?　45
太るほどボッキ力は衰える　49
夜型人間はボッキ力が弱い！　53
コンプレックスが生み出すストレス　56
男性にも生理がある!?　59
使わない機能は衰える!?　オナニーのススメ　62

第3章

しみけん流！　ボッキ力向上筋トレ

筋トレ効果を高めるポイント　66
うんこ座り　70
うんこ座りスクワット　72
片足スクワット　74

片足ヒッププリフト——76
橋のポーズ——78
インナーサイ（ソロ）——80
インナーサイ（ペア）——82
カーフレイズ——84
シュラッグ——86
深呼吸——88
連続バンザイ——90
連続グーパー——92
フィットネスジムへ行ってみよう——94

第4章 ダイエットになり、ボッキ力を高める食事法

ダイエットは食事が9割——101
しみけんオリジナル「ボッキ飯」——105

僕が飲んでいるサプリメント 108
油もホルモンの分泌を活発にする 113
動物性タンパク質をたくさん摂ろう! 116
アルコールはボッキの大敵 120
ストレスを溜めない食事制限 124

第5章 僕の楽しい筋トレライフ

筋トレ後の食事までがトレーニングです! 131
ジムは人生のオアシス! 134
自分の体と会話してますか? 137
女性が男性にセックスアピールを感じる部分とは? 138

おわりに 142

できる！
おまえならやれる！

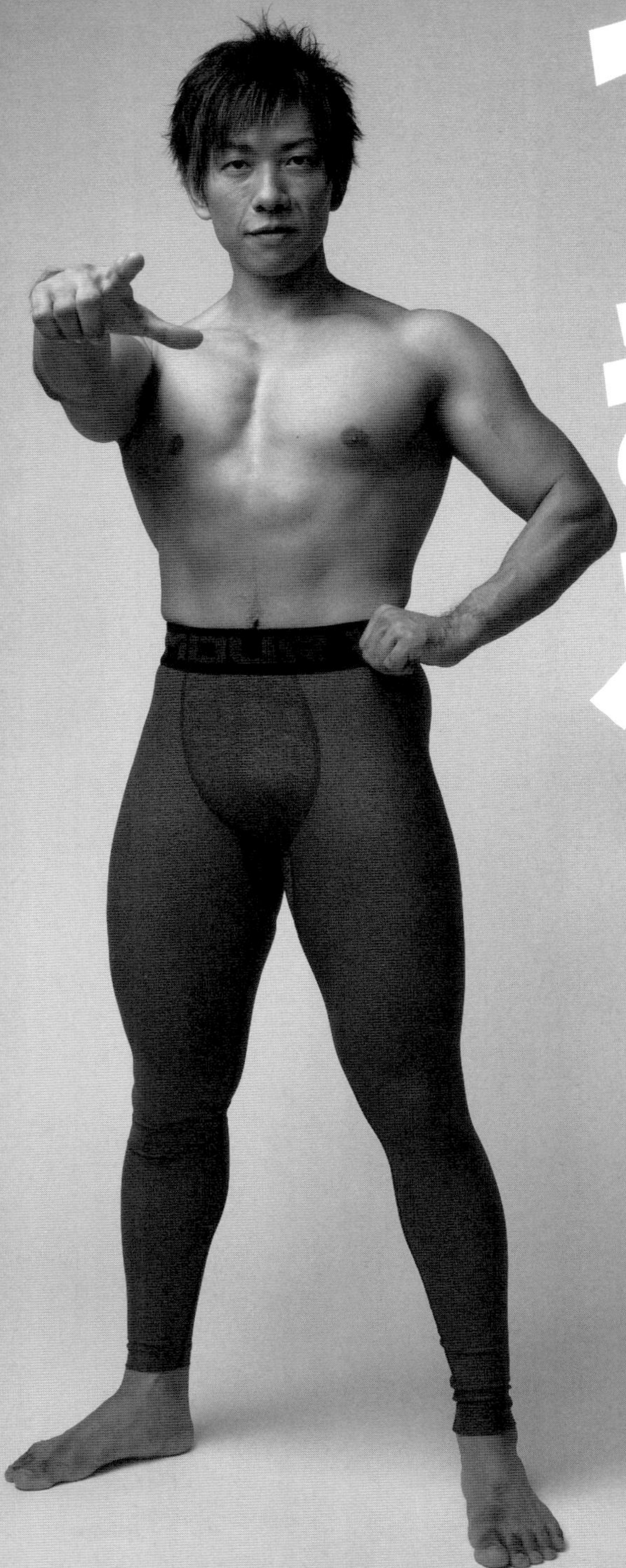

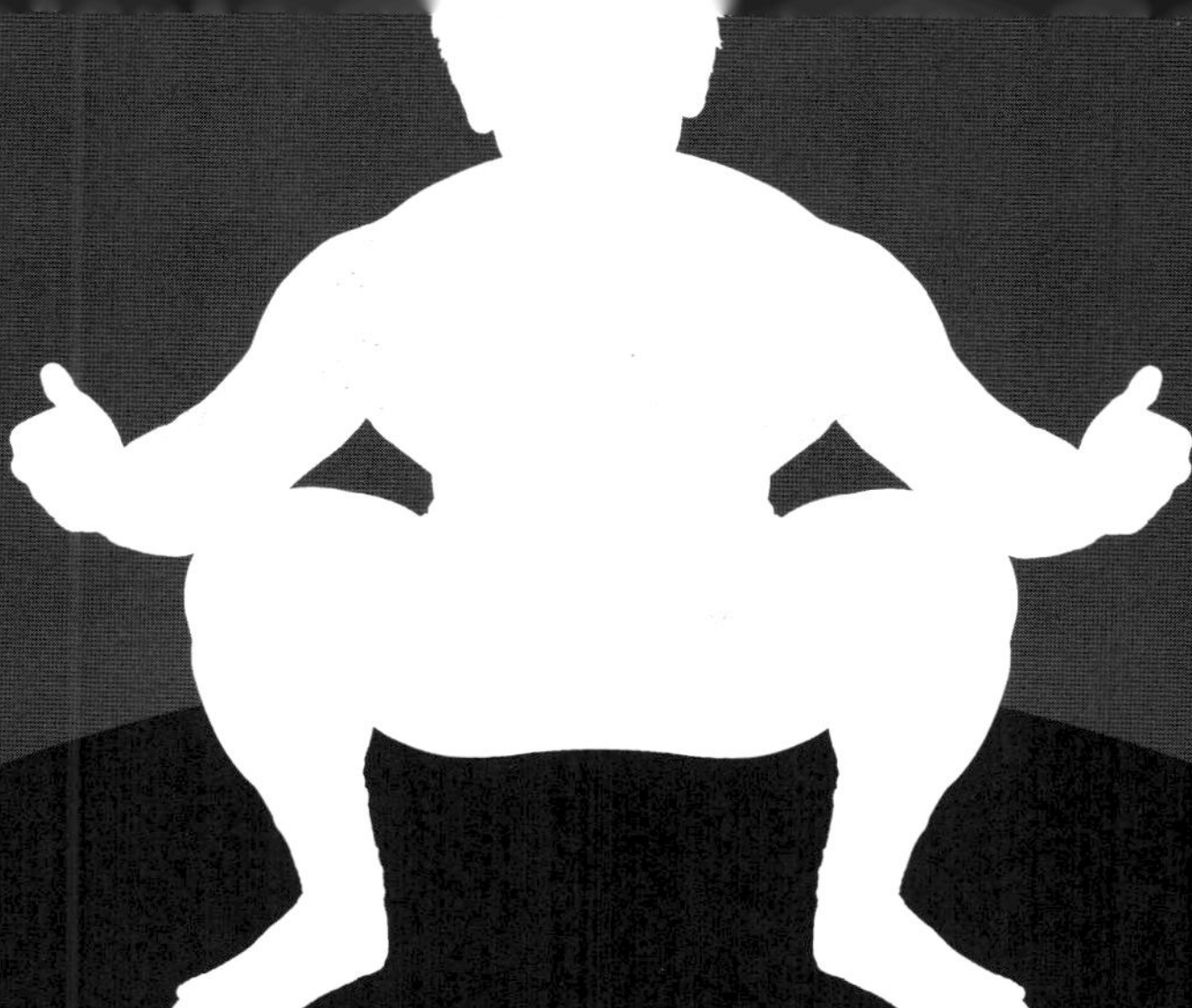

第1章

うんこ座り・アズ・ナンバーワン

なぜ世のオトコたちはうんこ座りをしないのか？

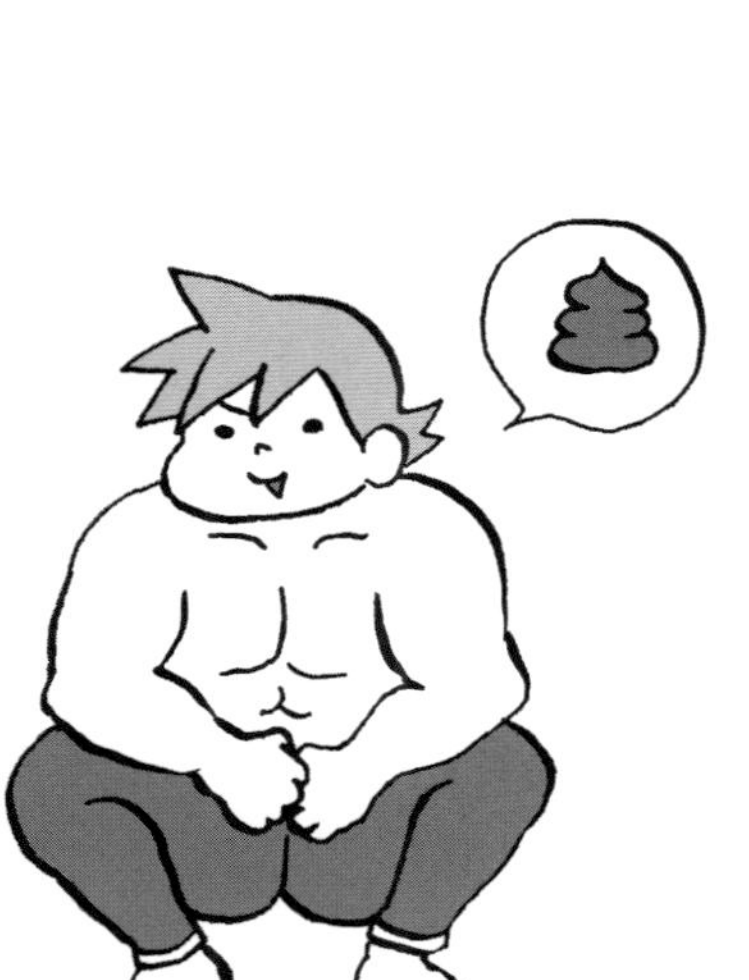

僕が一番伝えたい、オトコのトレーニングの正体は……

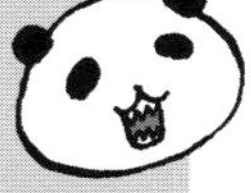

世の中にはさまざまな健康法やトレーニングの解説本が出ています。

僕も新しい知識や、違う角度の考え方を学ぶために読むこと、参考にすることが多々あります。

それを自分なりに咀嚼《そしゃく》して血肉にしていくのですが、トレーニングをしている人の共通認識として、行き着くところはズバリ「スクワットは絶対にやれ」です。

どの文献を読んでも、どのトレーニーに聞いても、トレーニングで一番大切なのは口をそろえて「スクワットだ」と言います。

理由を簡単に言うと、下半身に全身の筋肉の約7割、しかも脚・腰の重要な筋肉が集まっているため、スクワットをするといっきに全身の7割の筋肉を鍛えられるからです。

また、7割の筋肉を使う動作なので**ウエイトトレーニングの中で唯一「心肺機能」も鍛えられる種目**とも言われています。

有名な話では、黒柳徹子さんは、ジャイアント馬場さんに習ったスクワットを寝る前に必ず50回行ってからベッドに入るそうです。あの元気なお姿はスクワットから生まれたものかもしれません。

僕は学生時代「たくさん歩いているからスクワットは必要ないだろう」と考えていました。が、**それは間違いでした。**

スクワットはしゃがむときに下半身の大部分をストレッチさせ、立ち上がるときには力を強く発揮するという私生活では到底やり得ない運動を、一つの動作で行うとんでもない運動だったのです。

なので、絶対にスクワットはやるべきなのですが……。

「スクワットかぁ。だるいなぁ」「ヒザが痛いからなぁ。明日やろう」「正しいやり方がイマイチわからないし……」と**言い訳を先行させ、やらない方がほとんど**です。

そこで僕は考えました。

ボッキや健康のために「スクワットをやりなさい！」と言ってもやらない人の

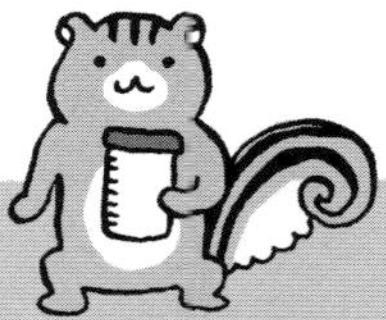

ための運動方法を！

それがこの本の一番の軸となっている「**うんこ座り**」です。

不思議なもので、今の世の中これだけ洋式便器が普及しているのに「うんこ座り」と言えば和式便器のやり方をします。

車はどんどん進化していっているのにワイパーだけは昔のまま。

そんな感じで、いつまでも人のうんこ座りの認識は和式便器なんですね。


うんこ座りをするだけで健康になれ、老後の貯筋ができるとしたら……これは相当ハードル下がってますよ！

だってうんこ座りをたった1回やるだけでいいんです。

えー!?　本当に1回で効果あるの？って疑心暗鬼になった方！

よくわかってますね！（笑）

やる気スイッチって、1回目をやるまでが大変なんです。1回うんこ座りをするとそこから欲が出てきて、これから伝えるスクワットに似た動作を何回かやろうとするのです。

筋トレめも　女性の扱いとダンベルの扱いは比例する。

日本から消えた!? 〝うんこ座り〟

「うんこ座り」がどういう座り方なのか、ほとんどの人は頭の中に思い浮かべることができるでしょう。そう、和式便器で用を足すときの座り方です。

今では和式便器が減少し、男子ならば洋式と和式の混合トイレで、和式があいていたとしても洋式があくまで待つ、なんて人も多いのではないでしょうか。トイレで並んでいるとき、和式があいて、前の人が洋式がいいからって「お先どうぞ」なんて言われると心の中で「チキショー！　俺も洋式がいいのに！」って叫んでたりします。

今では洋式便器にはウォシュレットが付いていることが多いですしね。一応、**和式便器にも専用のウォシュレット**というのが存在しているのですが……その存在は広まりませんでした（実際に和式便器用ウォシュレットを見てみると感動しますよ！　笑）。

さて、日常生活の中では、うんこ座りのような下半身全体をストレッチするような動作をすることがなくなりつつあります。トイレは洋式化の一途をたどり、**日本人は「世界一イスに座っている民族」**とも呼ばれ、寝るときは脚を伸ばしています。なかなか日常生活で下半身をストレッチする機会がありません。

そのため股関節や足首が硬くなり、うんこ座りができないという人も多く見受けられます。

コンビニの前や駅前にたむろしてうんこ座りをしていたヤンキー達も最近では少なくなったような気がします。

ヤンキー達が血気盛んなのはこの「**うんこ座りで下半身を強化し、男性ホルモンを多く放出しているからなのではないか**」説が僕の中にあります（男性ホルモンについては後述します）。

もしかしたら、少子高齢化問題の解決の糸口はうんこ座りにあるんじゃないか!? 草食系男子が増えたのも、セックスレスが多くなったのも全部うんこ座りをしなくなったからなのでは!? なんて錯覚を起こすほどに、**うんこ座り＝スクワット＝下半身のストレッチと強化は大切**なのです。

筋トレめも ジムでの最高の褒め言葉は「デカいね！」。

うんこ座りが老後の人生を豊かにする!?

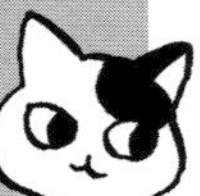

いざうんこ座りを実践してみると、意外に難しいと感じる人も多いかもしれません（うんこ座りの正しいフォームは、P70～71をご参照ください）。

簡単そうに見えますが、うんこ座りは絶妙なバランスで成り立っています。**足裏全体を接地させてカカトに重心をかけ、内またにならないようにヒザを若干外側へ向ける**ようにします。

カカト重心のため、足首の硬い人は後ろに倒れやすくなります。うんこ座りをしようとして、尻もちをついてしまうという人は、両腕を前方に伸ばすと腕の重みでバランスが安定します。うまくできない人はこのフォームから始めてみてください。

やっていくうちに足首も柔軟になって、安定したうんこ座りができるようになります。

ただ腰を下ろしてしゃがんでいるだけに見えますが、うんこ座りは下半身の重要な筋肉を伸ばしたり鍛えたりできる超優秀なエクササイズ。

さらに、うんこ座りから立ち上がる動きで下半身の筋力も鍛えられます。毎日うんこ座りを実践し、最後にスクッと立ち上がるだけでも、下半身の柔軟性や筋力を強化または維持することができるのです。

なんでそんなに下半身の筋肉を重要視するかって？

AV男優だからじゃないの？とお思いの皆さん！

今や日本人のは4人に1人が65歳以上の高齢者という時代です。

「はじめに」にも書きましたが、いくら長生きをしても足腰が弱ければ、お出かけしたり、遊びまわることもできないし、セックスライフも楽しめません。

老後にアクティブな人生を送るためにも、足腰を維持するための第一歩が、この「うんこ座り」なのです。**人生において重要となるのは寿命より健康寿命ってこと**です。

未来の自分にしてあげられること。楽しい老後を迎えるために、今日からうんこ座りを始めましょう！

筋トレめも

ジムで挨拶の次にくる会話は「今日はどこ？（をトレーニングするの？）」。

お尻の筋肉を柔軟にするうんこ座り

ここからは具体的なうんこ座りの効果について説明を。

まずうんこ座りには、お尻の筋肉をストレッチする効果があります。丸いお尻を形成している「大臀筋《だいでんきん》」という筋肉は、股関節を伸ばして脚を後方へ振るときに働きます。さらに、脚を開いたり閉じたりする動きにも働くなど、股関節の重要な動きを支えています。

現代人は家でも学校でも会社でもイスに座っている時間が長いため、お尻の大臀筋がいつも上体の重みで圧迫された状態になっています。

圧迫された筋肉は血のめぐりが悪くなって硬くなるため、大臀筋が硬くなるのはまさに現代病といったところ。

お尻が硬くなると、足やつま先のほうへの血のめぐりが悪くなってしまいます。

そうなると足先が冷たくなる「末端冷え症」となってしまいます。

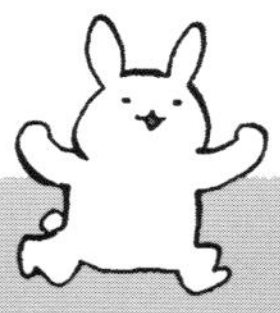

冷えは万病のもと。そして冷えはセックスの大敵です。**体が冷えている女性はセックスでも感じにくくなります。子宮は温めるためにお腹の中に入っていますよ**ね。

子宮が温まると「セックスの準備ＯＫ！」と言わんばかりに活動が活発になります。

女性は感じるとマン汁の味が酸っぱい⬇無味～ほんのり甘く変わってきます。

普段は、バイキンなどが入らないように膣内が酸性に保たれているのですが、この状態だと弱アルカリ性である精子も死んでしまいます。そこで、精子がちゃんと子宮に届くよう、膣内が酸性からアルカリ性へと変わって受精へと導くのです。だからマン汁の味で女性の感じてる度合いがわかっちゃうんです。

人間の体って本当によくできていますよね。

女性から「**セックスでなかなかイケません**」という悩み相談を本当にたくさん受けるのですが、アドバイスの一つとして「パートナーとお風呂に入ったり、マッサージをしたりして体を温めてからセックスをするようにしてください」と伝えています。

女性は体が温まると感じ方が高まり、イキやすくなります。

筋トレめも　マッチョが補助し合っていて「何回？」に対し「死ぬまでー！」はあるある。

女性はイクと、膣内で精子を子宮に取り込もうと蠕動《ぜんどう》運動がおこり、受精しやすくしようと体が反応します。

体の相性がいいパートナーだと、今後の関係が長続きする可能性が高い＝子孫を残しやすいので、この遺伝子を子孫として残すぞ!というように、人間が何十万年と培《つちか》って進化してきた体の反応なのでしょう。本当に神秘です。

スポーツジムで体を動かしたあとは体が温まっているので、男女ともに「ムラムラする」と言います。

大臀筋をやわらかくして血行をよくする、ということは冷え性を改善するためにもとても大切なことなんです。

また大臀筋が硬くなると、脚を動かしにくくなります。特に股関節を曲げて脚を前方へ振る動きが妨げられます。歩くときの歩幅が狭い人や、階段を上るときに脚を上げる動きがキツいと感じる人などは、大臀筋を伸ばしたほうがいいでしょう!

大臀筋が硬くなった状態を放置すると、気づかないうちに歩幅が狭まり、階段を使うことも億劫《おっくう》になります。そうすると行動意欲も低下して歩く距離も短くな

筋トレめも

トレーニングパートナーと追い込み合ってるとき、
「4!5!6!7!7!7!8!」と多くやらされがち。

り、最後は足腰の衰えにつながるという負の連鎖が待っています。

さらに、うんこ座りは朝の目覚めさえもよくしてくれます。

寝てる間に足に下りている血液を心臓に返す筋肉のポンプ作用が弱いと、朝起き上がるのに時間がかかるし、起き上がって立ちくらみがすることもあります。

普段からうんこ座りをすることによって血行がよくなるため、寝起きが悪い人もシャキッとすることが期待できます！

だからこそ大臀筋のストレッチ＝うんこ座りが必要なんです。

どうですか！
ここまで言われたら、
もうこの本をうんこ座りしながら
読みたい気分ですよね！

いいんですよ！
うんこ座りしながら
読んでいただいても(^^)/

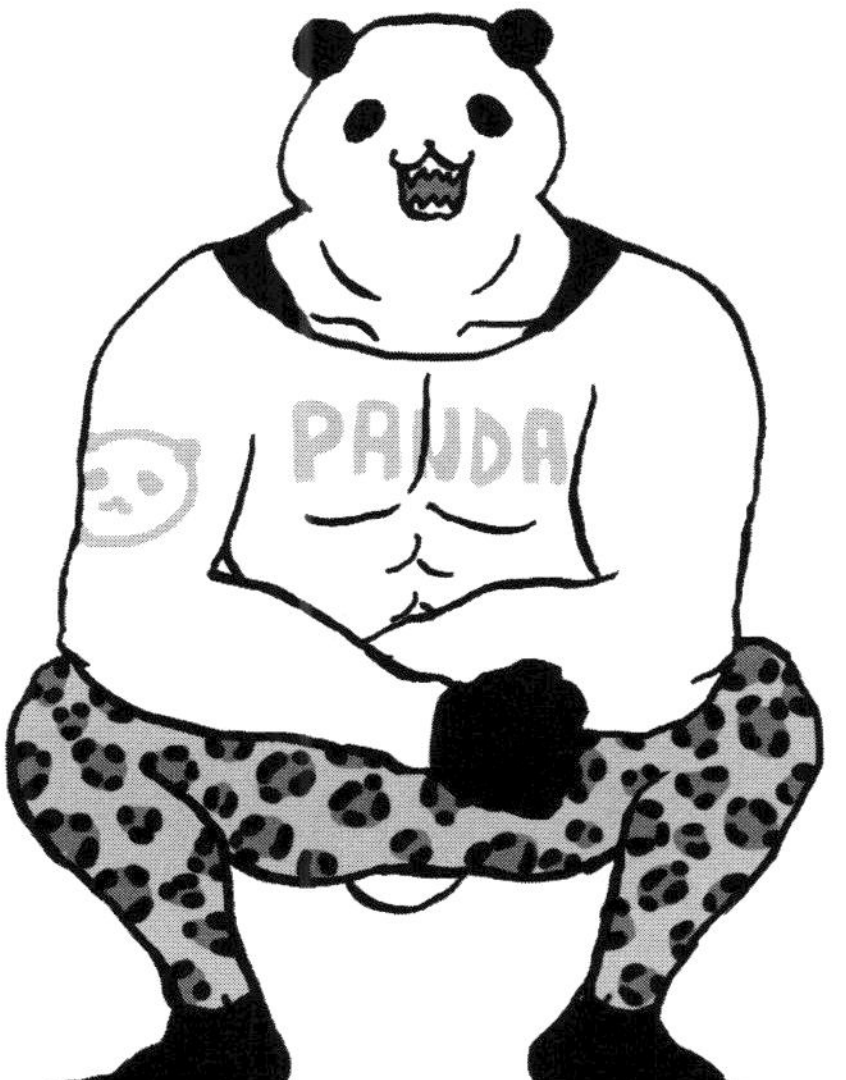

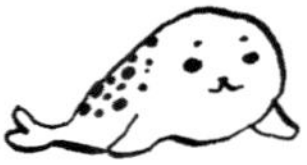

MEMO

筋トレめも

久々に会ったマッチョに、挨拶より先に
「大腿筋膜張筋のつけ根がいいねぇ」と言われた。どこよ！

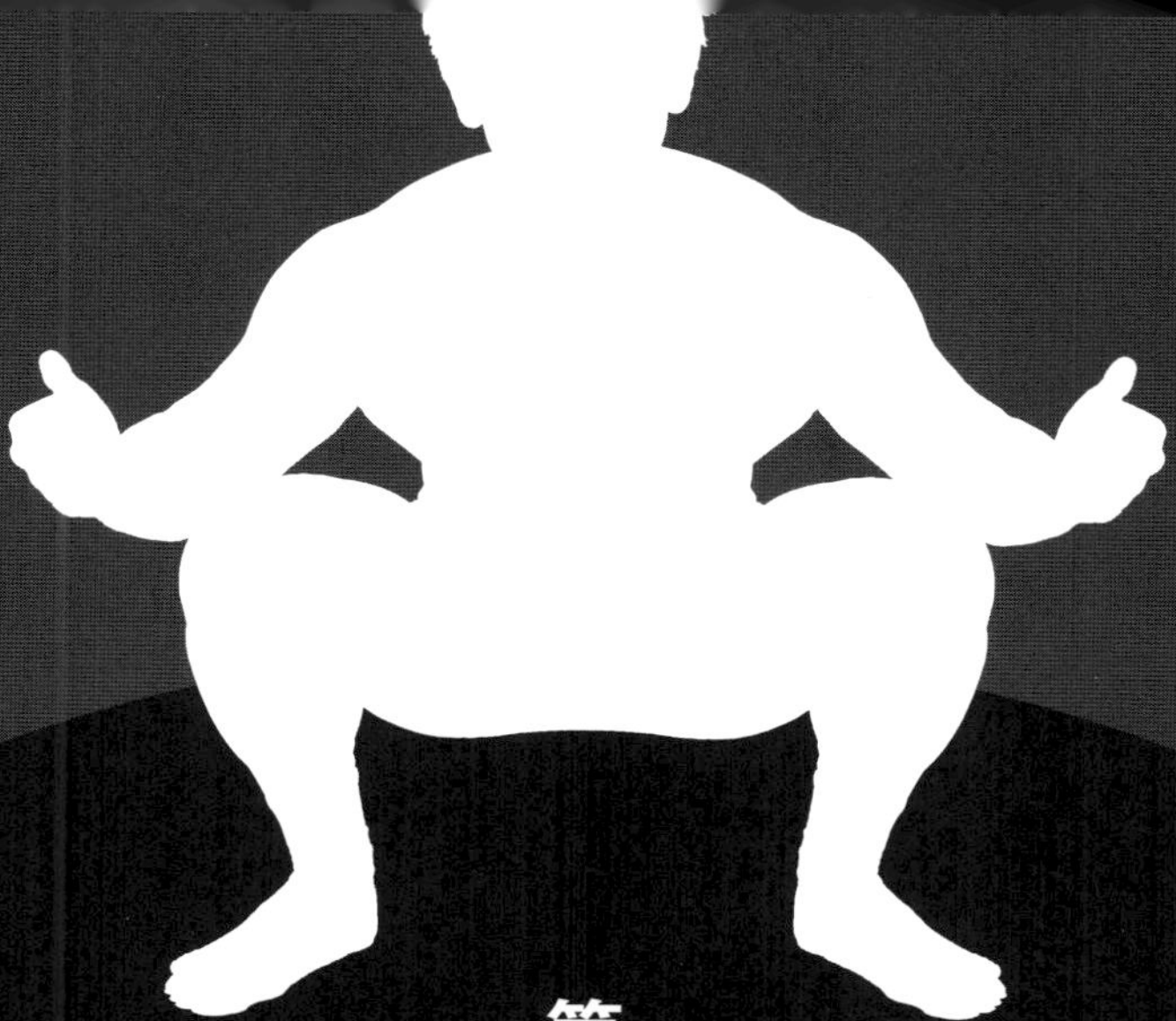

第2章

ボッキの敵をやっつけろ！

モテフェロモン＝
テストステロンを
加齢とともに
減らしてしまう人は、
人生を諦めている人！

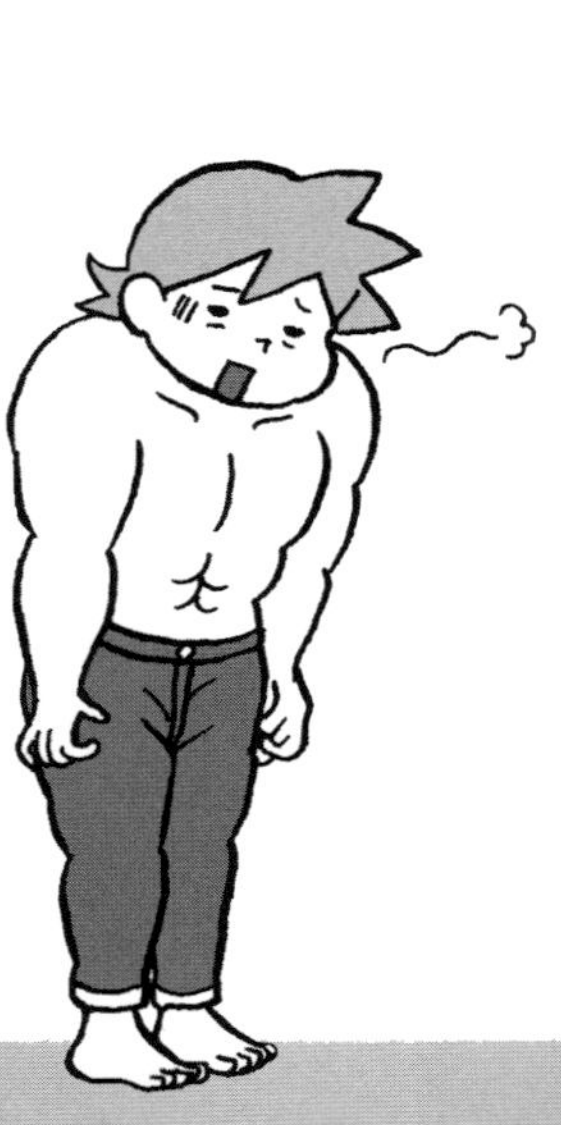

オトコの下半身はホルモンに支配されている

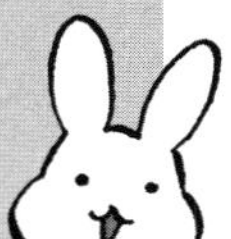

ここで少しお勉強をしましょう！

「えー！　なんで大人になってまで勉強をしなくちゃいけないの!?」という方へ！

誰かに情報を聞くだけの人は、成長も大成も長生きもできません。

「なんでだろう?」「どうすれば、結果が出るのかな?」という好奇心が人を育て、人生を豊かにし、知識とワクワクが長生きにつながっていくのです。

ということで、僕がよく口にする男性ホルモンからお勉強していきましょう。

男性ホルモン（＝アンドロゲン）は大きく分けて**3種類**あります。

最も男性らしさを形成するのが**「テストステロン」**というホルモンで、筋肉やペニスの大きさ、性欲などに作用すると言われています。ここではテストステロンだけでなく、3種類の男性ホルモンはしっかりと覚えましょう！

●男性ホルモン＝アンドロゲン

①デヒドロエピアンドロステロン（DHEA）

副腎や生殖腺で産生され、別名「若返りホルモン」と呼ばれる、免疫活性化や循環改善を促す男性ホルモン。テストステロンや女性ホルモン「エストロゲン」の材料となる前駆体なので「マザーホルモン」などと呼ばれたりします。

山芋に含まれる成分に、このDHEAと似た作用が確認されているのだとか。ほかの芋類には含まれていないんですって。不思議（詳細は後述）。

②テストステロン

男性の場合、90％以上が精巣で作られ、女性の場合、副腎皮質網状層や卵巣からも分泌されますが、その量は男性と比べて5～10％（20分の1から10分の1）程度と言われています。

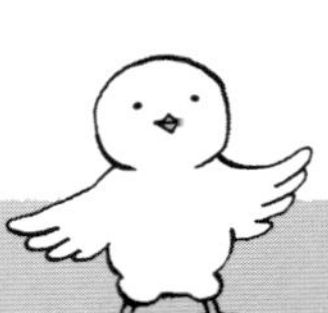

テストステロンは筋肉や骨格を形成し、生殖器を元気にし、やる気と決断力の向上にも作用します。なので別名「モテフェロモン」「勝利のホルモン」などと呼ばれています。

人はホルモンに支配されていると言っても過言ではなく、その中でもこの**テストステロン値が人生の楽しさを左右している**と言っていいと思います。

そんなテストステロンはいいことづくしなのですが、残念なことに加齢とともに分泌量が減っていきます。

だからいつまでも元気でいるためには、テストステロンの分泌量がすごく重要になってくるのです。

65歳からケンタッキーフライドチキンを起業し、1000回以上も飛び込みの営業で断られても、不屈の闘志でチキンを売り、フランチャイズの礎《いしずえ》を築いた**カーネル・サンダース**おじさんは、とんでもなくこのテストステロンが多かったのではないでしょうか。

③ジヒドロテストステロン

テストステロンに「5αリダクターゼ」という酵素が結びついて生成されるホ

筋トレめも 筋トレ中に思わず出てしまう声を「あえぎ声」と呼ぶ（ごく一部）。

ルモンで、毛髪のもととなる「毛母細胞」の働きを低下させるので別名を「脱毛ホルモン」と呼ばれます。

よく「ハゲてる人は、男性ホルモンが強いから性欲も強い」と言われますが、あれは間違いです。まず、性欲の強い僕がハゲていませんから。男優にもハゲは少ないです。

ハゲている人はただ、テストステロンを「脱毛ホルモン」に変換させる5αリダクターゼが多いだけなのです。

おそらくハゲている人の頭は脂でギトギトしていることが多く、そのイメージが強いので性欲と結びついたのでしょう。

5αリダクターゼを抑制するには、しっかりとした食生活と睡眠、適度な運動がかなり鍵を握ってくるそうです。

中でも**亜鉛**や**イソフラボン**に5αリダクターゼを抑制する効果があるのだとか。

後述しますが亜鉛はボッキには欠かせないセックスミネラル。

イソフラボンは納豆に代表されますが、納豆も僕は必ず毎日食べています。

本書にたんまりと書かれているうんこ座りと食事内容を実践し、よく寝れば、理論的にはハゲにも効果がある、と言えましょう！

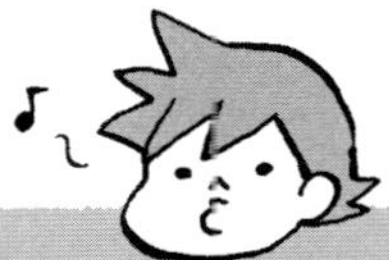

以上が、覚えるべき3種類の男性ホルモンなのですが、特に重要なテストステロンについてはもう少し深掘りしていきましょう！

ん？　まだお勉強するの？って思っているのではないでしょうね？

はい、します。

「もういいよ」と感じてしまったあなた！

60歳超えてから、足腰が弱まり、生きる気力も半減し、悲しい老後を送ることとなりかねませんよ!!

テストステロンは別名「モテフェロモン」や「勝利のホルモン」などと呼ばれるほど、人生を謳歌するために大事なものなのですが、残念なことに、男性の場合は分泌量が25歳前後をピークに減少すると言われています。60代になると20代の頃の半分以下しか分泌されなくなります。また女性の場合も加齢とともに分泌量が少なくなります。

テストステロンは毎日の気分を決めるホルモンです。女性の場合も、テストステロンが減少すると、性欲がわかない、元気が出ないなど、クオリティ・オブ・

筋トレめも　外国のトレーニングビデオを見たあとの掛け声は英語になりがち。

ライフの低下が心配されます。

ここで声を大にして言いたいのは、男性も女性も加齢を理由にテストステロンの減少を受け入れてはいけない、ということです。

そう、**テストステロンの分泌量は人為的に増やすことが可能**なのです。

自分の人生の幸せは自分で決める!

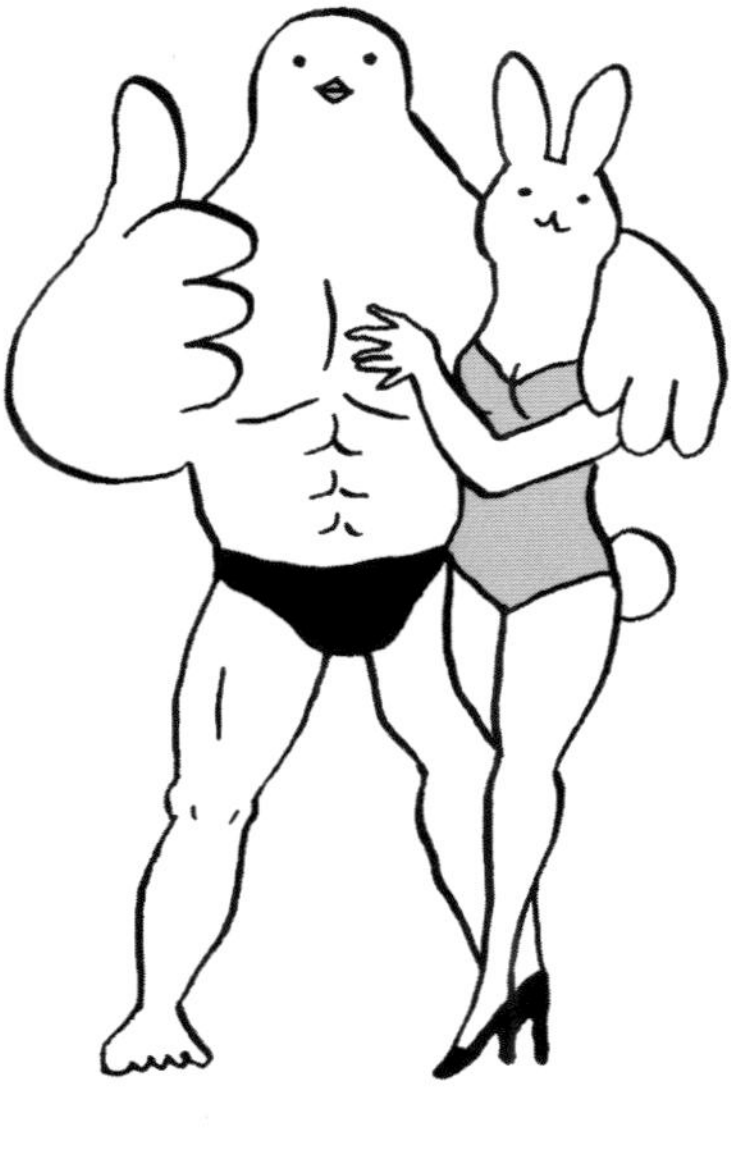

筋トレめも

シュラッグ(p86)を「シュラグ」と言うとツウっぽく聞こえる。

下半身を鍛えると
ボッキ力が高まる理由

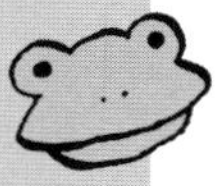

僕たちは毎日、さまざまな選択をして生きています。
今日は何を食べようか？
遊びに行っちゃう？
明日のためにもう寝る？　それともＴＶ見る？　ｅｔｃ．……

さまざまな選択をしているのは自分自身です。今の自分の地位や環境、体型、考え方などは**「自分が下した選択」によって作り上げられている**のです。

本書を手に取った方は「ちょっとはボッキにいい効果があればいいな」とか「何か得られる知識があればいいな」と思ってくださったのでしょう。本書が、これからの選択の中で、一つでも今までと違う選択をするきっかけになれば幸いです。

年を取ってもパワフルで、行動的で魅力的。そして毎日ビンビンだ～！という人は、「**テストステロンを増やす選択**」をしている部分がとても多いのです。

例えば、疲れたけれど寝るのでなくジムに行こう。ドーナツを食べたいけどブロッコリーを食べよう。家でゴロゴロしたいけど外へ出て日光を浴びよう。腕を鍛えたいけどスクワットしよう、などテストステロンを増やすような行動をしているのです。


テストステロンが増えると、なぜビンビンになるのでしょうか。

ペニス内部は動脈のほか、細かい糸のような血管が集まってできたスポンジ状の組織「海綿体」で形成されています。

性的な刺激を受けて興奮すると、さまざまな神経系を介し「陰茎動脈」にどっと血液が流れ込み、海綿体にも血液が充満し硬くなるのがボッキのメカニズム。

テストステロンには、一酸化窒素（ＮＯ）を供給して血管を拡張する作用があるため、テストステロンが増えると血管が拡張して血流量が増え、ペニスの海綿体により多くの血液が流れ込むことで、ボッキ力が高まります。

ちなみにこのボッキのメカニズム、発見したのはあの有名な芸術家**レオナルド・ダ・ヴィンチ**だと言われています。

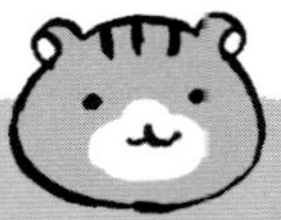

ダ・ヴィンチの生きていた15世紀当時、ペニスは「筋肉」でできていて、そこに「空気」が入るからボッキをする、と考えられていました。

それに疑問をもったダ・ヴィンチが、牛やらなんやらを解剖して「血管に血液が流れ込んでいる」ことを発見したんです。ホント、万能人ですね！

さらにテストステロンには、大脳で性的興奮を生み出す刺激物質としての働きもあります。簡単に言えば、**テストステロンの分泌量が増えるほど、男は女性を見てムラムラする**ということ。

そして逆もしかり。男性ホルモンが多い女性は性欲が強い、と言えます。

なぜ、下半身筋トレがボッキ力を高めるのか？　たくさんの理由があるのですが、わかりやすく端的に言ってしまうと。

●ペニスまわりの血流がよくなる。

⬇ボッキは海綿体に血が流れ込んで硬くなります。血流がよくなればその分、ペニスも硬くなるという理屈です。

●筋トレをすると、テストステロンと成長ホルモンが分泌される。

●下半身の筋肉には多くの「アンドロゲン（男性ホルモン）受容体」が集まって

筋トレめも

ダンベルプレスで「押せ！押せ！」を「push！」と言う人がいるが、気合入り過ぎて「pussy！(まんこ！)」と叫んでいる人がいた。

いるので、鍛えると文字通り「器」が大きくなる。

⬇この器とは、アンドロゲンを受け入れる器と、男性ホルモン値が高い男性は小さいことは気にしない器の大きさの両方の意味を併せ持つ。

●ストレス発散になる。

●トレーニングは自分の体と会話ができるので、ペニスと連絡が取りやすい。

などがあげられます。

また、筋トレをすると男性ホルモン値が上昇することにより「前向きな性格」となり、体も変わってくれれば、異性にモテる。そうすると、ペニスを使う機会が増える。使う物は洗練されていく、逆に使わないものは衰えていくのが人間です。下半身筋トレをやらない理由を見つけるのが逆に難しいのです。

ボッキ力だけでなく、性欲まで高めてくれるテストステロンは、男にとって最も重要なホルモンといっても言いでしょう。

ところがテストステロンは、**ストレスに弱いという欠点**があります。ストレスが溜まると交感神経が優位になりますが、交感神経が優位になると血管が収縮して血流量も減少します（緊張や恐怖心などのストレスで心臓がバクバクするのも

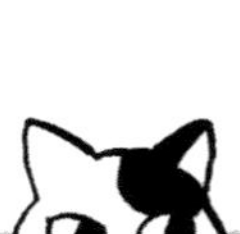

心筋が収縮して心拍数が増えるからなんです！）。

血流量が減ると代謝が悪くなってホルモンの分泌量が減少し、血液中に混じって体内をめぐるホルモンも十分に運ばれなくなるため、テストステロンが減少するというわけです。


でも、不思議な話があって……。

ボッキに必要なのは副交感神経優位の「リラックス」した状態なわけです。だから、家のソファーで映画を見ているときやベッドに寝転んだときにギンギンになっていたりするのは男なら誰しも経験のあること。関係ないときにギンギンになるのはリラックスしているからなんですね。

でも、射精は逆で「交感神経優位」になっていないと発射が難しくなる。これは僕がよく経験していることなのですが、気心知れた女優さんと、仲のいいスタッフさんと和気あいあいと絡みをすると**発射に手こずることがある**んですね。

脳がリラックスして、副交感神経優位になっちゃってるんです。

逆に「大型新人デビュー」や、たまにしか行かない制作会社の現場などでは緊張感があるので、ペニスはギンギンになりにくいのですが、射精はすぐにできる。

筋トレめも
健康診断で「栄養失調の肥満」と出たら、筋肉が仕上がっている証拠。

不思議なものです。

これもきっと神様が大昔「誰に見つかるかわからない状況（＝緊張感のある状況）で、子孫繁栄のためにセックスをする際に授けられたメカニズム」なのかなと思っています。

またテストステロンには、精神的ストレスだけではなく、肉体的ストレスによっても減少する性質があります。疲労の蓄積や睡眠不足、過度な飲酒、喫煙などはテストステロンの天敵と言われています。

テストステロンの分泌量を増やすためには、「栄養バランスのとれた食事」「良質の睡眠」「うんこ座り」と、規則正しい健康的な生活が基本となります。

そんなこと、わかっていてもできないのが人間。

僕も、撮影が深夜におよぶこともあるし、昼近くまで寝ていることも多いです。でも、食事は後述するお弁当（ボッキ飯《めし》）を持ち歩いているので大丈夫。うんこ座りも時間があればすぐできるので大丈夫。睡眠も最低「6時間半」をどうにか確保して、アラフォーの今でも朝立ちが痛くて起きる体にもっていっています。

筋トレめも

ジムでどこからか「助けて〜」との声が。主を探すと、マッチョがマシンのラテラルレイズでパンプしすぎて抜け出せなくなっていた。

気分が落ちているときは
美味いもの食べて
オナニーして寝ると、
たいてい元気になっている！

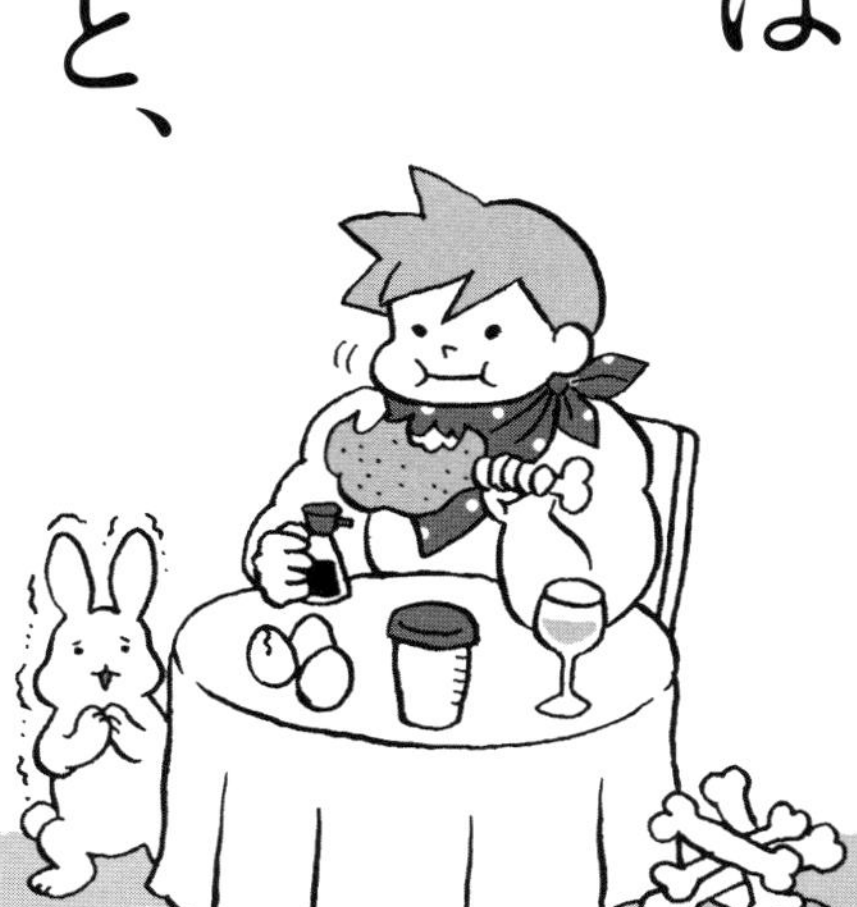

これは覚えておきたい！僕たちの宿敵「コルチゾール」

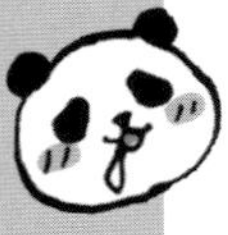

ボッキ力を高めるテストステロンには、**天敵ともいえるホルモン**が存在します。
それが「**コルチゾール**」というホルモンです。
名前からして悪そう！（笑）

このコルチゾールは、ストレスの蓄積によって分泌されることから、「ストレスホルモン」とも呼ばれています。

コルチゾールは、低血糖時に糖質以外から糖を生成する作用を活発にするなど重要な働きも担っているのですが、テストステロンの分泌を抑制する残念な作用もあるため、コルチゾールの分泌量が増えるほど、テストステロンの分泌量は減少します。

また、分泌されたコルチゾールは交感神経を刺激するため、交感神経が優位な状態を慢性化させるリスクもはらんでいます。テストステロンを減らすだけでなく、交感神経を優位に働かせるコルチゾールは、**まさにボッキの天敵**と言えるでしょう。

さらに、コルチゾールには筋肉の分解を促進する作用もあります。筋肉量が減るとテストステロンの分泌も低下するため、筋トレで毎日コツコツ溜めていた「貯筋」を、泥棒のように持っていってしまうコルチゾールは、僕にとって仲良くできないホルモンです。

では**どうやったらストレスを溜めずに生きていけるのか。**

僕の中に一つの持論があります。

「自分のストレス発散法を知っている人間は強い」

気分が落ち込んでいるとき、なんとなく気分がのらないとき、そんなときに「これをしたらちょっとは笑顔になれる」という自分なりの方法を持っているか、否かで人生の幸せ度が違うと思っています。

僕は以前、Twitterでこんなことをつぶやきました。

筋トレめも 肩をやった日は、腕が上がらなくなるので、髪の毛を洗うのがツライ。

「気分が落ちてるときは美味いもの食べてオナニーして寝ると、たいてい元気になっている！」

これは多くの方の共感を得たようで、インプレッション数も伸びました。

僕はストレス発散には大まかに二つのアプローチがあると考えています。

一つはストレスに対して根本的に考えること。ストレスの原因をとことん考えて自分のマインドでコントロールするというアプローチの仕方。これに精神面、内面からのストレス発散法です。

例えば「このストレスの原因は○○だ。これは僕のスルー力向上のために与えられた試練。乗り越えたら精神的な成長が待っている！」などと考え、前向きにもっていくやり方です。

もう一つは外部からの刺激でストレスを発散させる方法です。

基本的にストレスというのは、自分の中に溜まっていくもの。**溜まっているものを排出するためには、食べたり買ったりする「取り込む行為」ではなく、「吐**

筋トレめも

肩をやった日は、腕が上がらなくなるので、ペットボトルの水を飲もうとして、こぼす。

き出す行為」じゃないとダメな気がしてなりません。

飲み食いしたり買い物したりする行為は、何かを自分の中に取り込むことでストレスを一時的に忘れるだけであり、排出できていないと僕は考えます。

だからストレスが溜まると一時的な満足感のために暴飲暴食を繰り返し、ストレス太りになってしまうというわけです。

吐き出す行為には、声を出す、汗を出す、涙を出す、力を出すなどいろいろな方法があります。カラオケに行って大声で歌ってもいいし、お風呂やサウナで汗を流してもいいし、感動的な映画を観て泣いてもいいし、スポーツで思いっきり力を出してもいい。

僕のツイッターでも「声を出したり、汗をかいたり、物を捨てたり、泣いたりしたほうが、のちのちスッキリしていることが多い！」というつぶやきに、たくさんの賛同をいただきました。

飲み終わったあととお風呂から上がったあと、どっちがスッキリしていますか？　ストレスっていうのは何かと一緒に吐き出すもの。取り込む行為だけではストレスの発散につながらないのです。

個人的には掃除もオススメです。ゴミを出したあとってスッキリしませんか？買い物をして部屋の中のものが増えるより、部屋のホコリやゴミ、いらないものなんかを掃除して捨てたほうがずっと気持ちいい。掃除は僕の中でストレス解消法の一つとなっています。

この二つのアプローチから「自分なりのストレス発散法」を作り出せば、いろんな壁も乗り越える楽しみを見出して、成長していけます。

人生は学びの連続なのです。

このようにいつまでも元気で、そしてボッキ力を高めるためには、ストレスを溜めず、かつ、ホルモンの分泌を促すことがとても重要になってきます。

僕のストレスコントロールの中心的手段となるのが第３章と第４章で詳しくお話しする「下半身筋トレ」と「食事」です。

僕のストレス退治法が皆さんの幸せのきっかけになれば、この上ない喜びです！

筋トレめも
ビッグ３はそれぞれ140キロ上げてから認められる。

運動不足も体のストレスになる!?

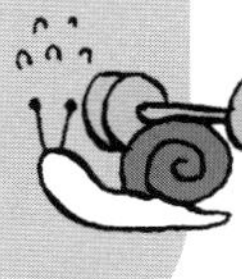

ストレスの中には、ストレスを受けていることが認識できないタイプのストレスもあります。

その一つが運動不足によるストレスです。体をリラックスさせた状態は副交感神経が優位に働き、ボッキもしやすくなりますが、**慢性的な運動不足は逆に体のストレスとなる**のです。

運動不足で筋肉をあまり使わない生活が続くと、筋肉が硬くなって血のめぐりが悪くなります。血液は体の隅々まで酸素を運ぶ役割を担っているため、血流量が減ると酸素が十分に行き渡らなくなり、脳や体内の細胞が酸欠状態に陥《おちい》ってしまうのです。

全力で走ったあとと同じように、酸欠の状態は体にとって大きなストレスとなります。さらに、酸欠の状態が続くと疲労が溜まりやすくなるため、さらなるストレスが蓄積するという悪循環。ストレスを溜めずにボッキ力を高めるには、運動することも必要というわけです。

運動不足の人が運動を始める場合、まず何をすればいいのか――。

そういう人こそ、**「うんこ座り」から始めましょう。**

まずはうんこ座りを1回だけする。

この大きなうんこ……ではなく大きな一歩が今後の人生を大きく左右すると言っても過言ではありません!!

そして、うんこ座りの次にオススメしたいのが**「筋トレ」**です。

筋トレはこれまでの研究でテストステロンの分泌を促進する効果があることがわかっています。僕は今でも週3～4回、撮影の合間にジムへ行ってトレーニングを行っています。

僕は、よく人からは「ストイックだ」と言われますが、逆です。適当さが長続きさせるんです。

筋トレが続かない人の特徴は「最初に頑張り過ぎちゃう人」と「キッチリやろ

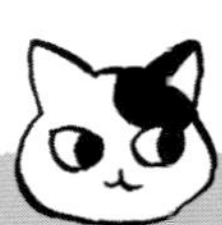

うとする人」です。

そういう人は時間のあるときに、疲れてないときに……など、ベストコンディションのときに行おうとします。

そうではなくて「今日は適当にやろっ！」「とりあえず、うんこ座り1回だけやるか」くらいの軽い気持ちで始めてみましょうよ。1回すると、やる気スイッチが押されて結局ちゃんとやってたりするんです。スポーツ競技をしていて筋トレをする方は別ですが、健康のためならこれで十分！

もう一つ、心に留めておきたいのが「**努力に対するリターンを求め過ぎない**」ということ。

「こんなに頑張ってるのに体重が減らない！」と考えてしまう人は、自分のマインドで自分にストレスを与えてしまっているのです。

「**頑張っていないけど続いている**」くらいの軽い気持ちのほうが、長い目で見て健康的である気がします。

とにかく継続が大事！

筋トレめも

白目を剝いて倒れたときにかけられる言葉は
「よかったじゃないか、そんなに効いて！」

また、ジムとか筋トレなどと聞くと、ハードなイメージを想像する人も多いかと思いますが、決してそんなことはありません！

「運動アレルギー」を起こさないで、まっさらな気持ちでこの本を読み進めていただきたいです！（笑）

本書では自宅でできる簡単な種目を紹介しているので（P70〜93）、ぜひチャレンジしてみてください。

ストレスを取り除き、なおかつテストステロンの分泌を増やす。

うんこ座りと筋トレはボッキ力とお友達なのです！

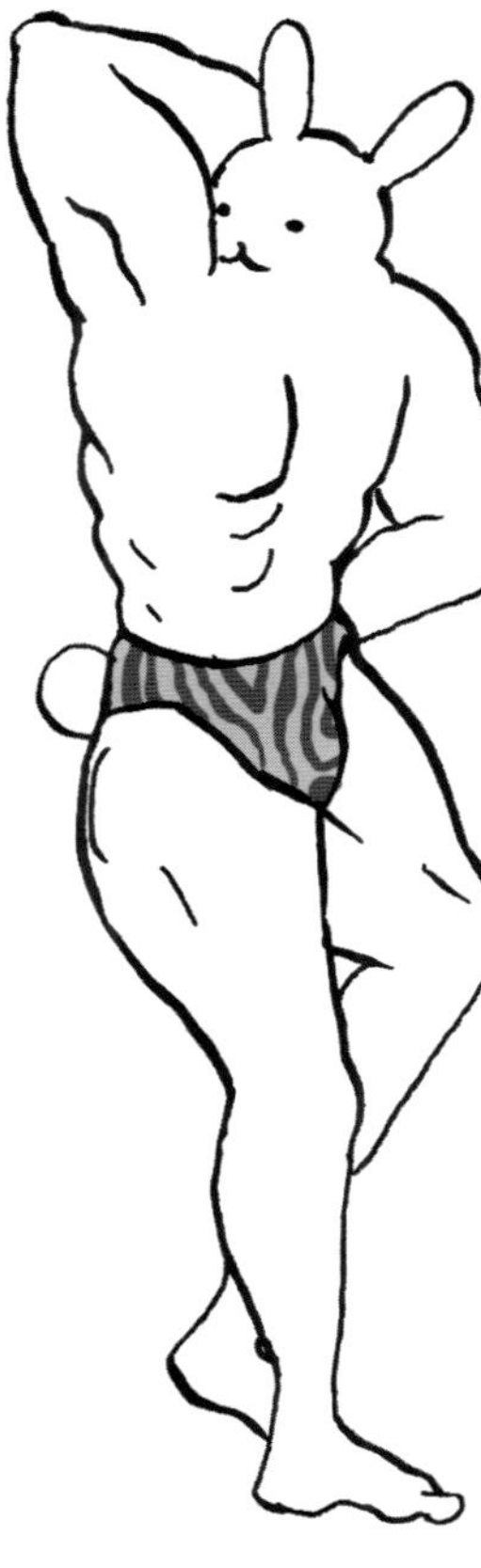

筋トレめも

ウエストを細くする、という選択肢ではなく、
背中をデカくしてウエストが細く見えるようにする、という選択をする。

太るほどボッキ力は衰える

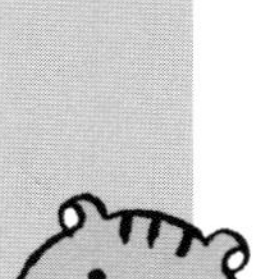

ポーランドのある医学誌で発表された研究報告によると、20～49歳の男性１３６人のＢＭＩと血中テストステロン値を測定した実験で、30代、40代ともＢＭＩの高い肥満男性は、正常なＢＭＩの男性に比べて血中テストステロン値が有意に低かったという結果が出たそうです。

30～40代のボッキ力低下には、年齢による衰えよりも肥満による影響が大きいとも言われています。

僕はとても太りやすいです。

それは体質というよりも、「夜に食べ歩くのが好きだから」です。

僕の仕事が終わる時間はまちまちで、22時以降ということもザラです。そのため、22時以降の焼肉、ラーメンは当たり前。会食なども多いので、夜は週６でガッツリ外食です。なんなら１日に夜ご飯を２回食べることもあります。

先程の肥満とボッキの関係は、男優を見ていても納得をしてしまいます。お腹まわりの脂肪に、ボッキを阻害する物質を放出する細胞があるのだとか。肥満になると、生活習慣病や心臓病といったさまざまな健康リスクが生じるだけでなく、ボッキ力まで低下してしまうなんて、まさに百害あって一利なし。ということでお腹のまわりの脂肪が気になる人は、まずはうんこ座りを始めてみてはいかがでしょう。

無理な食事制限や突然の激しい運動はかえってストレスになりかねません。うんこ座りで物足りなくなってきたら、筋トレを取り入れてみましょう。

筋肉量を増やすと代謝が活発になって太りにくい体質になることはご存知でしょう。また、筋トレって、トレーニングしたあともその日1日ずっと代謝が上がったままになるので、ずっと脂肪を燃やし続けてくれるんです！　スーパーマリオブラザーズで、マリオのスター状態がずっと続く感じです！（笑）

さらに筋肉を鍛えると股関節の血のめぐりがよくなるため、ボッキしやすくなります。

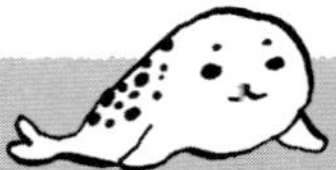

ほかにも筋トレはボッキ力の向上につながる効果が期待できます。先にもふれましたが、筋肉量が増えることで男性ホルモンレセプター（受容体）が増えるため、成長ホルモン、男性ホルモンの受容量が増えます。筋肉を使ってワーッと力を出すこともストレス発散になりますね。

ちなみにガリガリの方や太った方で「今の体でジムに行くのが恥ずかしいから、もう少し体を作ってからジムに行こう」と言う人がいますが、それは間違いです！

ジムにいる人たちは皆、自分の筋肉やスタイルしか見ていないのです！（笑）ガリガリでも太っていても、自分の筋肉以外、視界に入っていないのです。

自分を好きになれない人が、まわりの人間を魅了することなんてできません。ナルシストでいいんです。

そして、うんこ座りをしたり、筋トレをするようになると体力がつきます。なおかつ体が軽くなった（実際に軽くなっていなくても、なった気がしてくる）ことで行動意欲も高まります。行動意欲が高まれば行動範囲も広がり、人と出会えるチャンスも増えます。

筋トレめも

本格的なジムのあるビルは11人乗りのエレベーターが6人でギツギツ。

なので、自分を変えたい人、人生を楽しくしたい人、童貞・処女を卒業したい人、モテたい人はうんこ座りをする！

そして下半身筋トレをしてみよう！

思考は前向きに、溜まった鬱憤《うっぷん》は筋肉に、内外ともに魅力的な人へと変貌《へんぼう》を遂《と》げることでしょう！

すると、出会いが増える。健康になって医療費も浮く。筋肉ファーストで飲酒量も少なくなる。

本当にいいことづくめなんです。

筋トレには人生を変える大きな力がある！と僕は思っています。

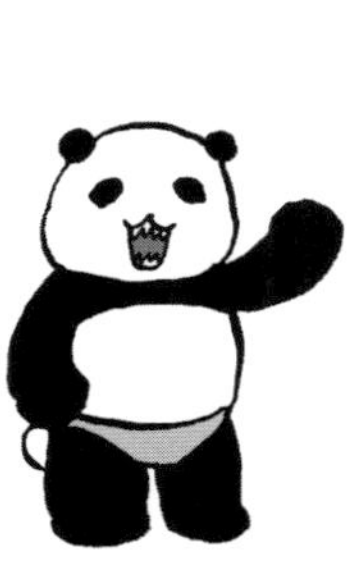

筋トレめも

たまにトレーナーが「こっちが心配するようなトレーニングしてみろよ！」と鼓舞してくる。

夜型人間はボッキ力が弱い！

ボッキ力を高めるには、健康的な生活が大切だということはご理解いただけましたでしょうか。わかってはいるんだけども、なかなか現実的には難しいなぁという人にもう一つデータをご紹介したいと思います。

イギリスのある研究機関が行った実験では、「ビタミンD」が不足している人はテストステロンの分泌量が少ないという結果が出たそうです。

ビタミンDは魚介類などから摂取できるビタミンですが、ほかのビタミンとは大きく異なる特長があります。ビタミンDは日光の紫外線を浴びることによって体内で生成できるのです。つまり**昼間に外を歩くだけでもテストステロンの分泌量を増やすことができる**のです！

なんとお手軽なんでしょう！

外に散歩に行くと、気分転換にもなって、新しい発見や新しい風景からの刺激

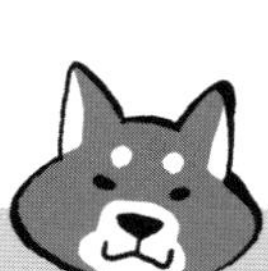

を受けるだけでなく、テストステロンまで分泌されるとなると……太陽が出ている日中に家にいるのがもったいなく感じてしまいますね！

僕の著書である『光り輝くクズでありたい』（扶桑社）でも書いたのですが、ＡＶ男優の先人たち、加藤鷹さんやチョコボール向井さんなど、ＡＶ男優の先輩方に肌が真っ黒な方が多いのは、そういうことだったのです。

30年前のＡＶ撮影というのは、今みたいに便利な機材が揃っておりません。撮影のセッティングや撮影方法に時間がかかったため、スタッフも出演者も朝8時頃に現場入りしていました。

しかし、絡み以外で男優に出番はありません。待ち時間、男優は物音を立てて撮影の邪魔をしないように、何をしたかといいますと……外で日光浴しながら出番を待っていたそうです。

今みたいにスマートフォンや携帯ゲーム機器などがなく、時間を潰すのはもっぱら外で日光浴だったそうです。

つまり偉大な先輩方は、本番前にしっかり紫外線を浴びるとボッキ力が高まることを体感していたんですね。

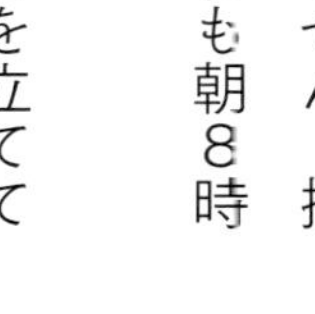

色黒の男性がギラギラしていてなんだか「ザ・男性ホルモン！」と見えてしまうのは、あながち間違いではなかったんです。

反対に日光を浴びていない色白の男性はビタミンDが不足しがち。セックスのことを〝夜の営み〟と呼んだりもしますが、夜型の生活を送っていると、ボッキ力は逆に低下してしまうので注意してください。

ちなみに1日に必要とされる量のビタミンDを得るためには、夏の晴れた日なら顔と腕に毎日15分程度の紫外線を浴びればいいそうです。

もう一つちなみに……AV男優というと「色黒でマッチョで金ピカのネックレス」という出で立ちを想像するかもしれません。

そういう出で立ちの人がいると「AV男優みたい！」というあるあるを耳にしますが、今の時代「色黒でマッチョで金ピカのネックレス」のAV男優はいません。「色黒マッチョ」で2〜3人いるかどうかです。

今は、普通の大学生やどこにでもいるオジサンのような見た目のAV男優が多いので、街を歩いている「超普通」な人を指差して「AV男優っぽい！」と言うのが実は正しいんです（笑）。

筋トレめも

レジェンドビルダーのトレーニングノートを見たら「8月10日〇、8月11日△」と書いてあった（続く）。

コンプレックスが生み出すストレス

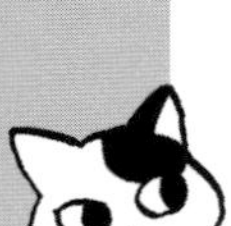

心のストレスを取り除くためには、**自分の中のコンプレックスと向き合うことも大切**です。コンプレックスは誰にでもありますが、それに対してネガティブな感情を抱えたままでは、心のストレスは消えません。

僕は幼少の頃からうんこに興味がありました。それが僕の中ではずっとコンプレックスになっていました。小学校でも中学校でも仲のよい友達以外には「うんこ好き」という性癖を隠して窮屈な青春時代を送っていました。

しかし、うんこ系ＡＶの名作（？）『糞尿家族ロビンソン２』（Ｖ＆Ｒプロダクツ）を観て、今までコンプレックスだった性癖が初めて肯定された気持ちになりました。自分は自分のままでいいのだと心から安心することができたのです。

コンプレックスの裏には「自分らしさ」が存在したのです。

そして、「人はこうあるべきだ」という概念は捨てていいんだ！　**何を僕は今まで、周囲の目や世間体を気にしていたのだ⁉　バカバカしい。自分の価値、自分の人生は自分が決める！　他人に自分の価値を決めさせるなんて、もったいない！**と気づかせてくれたのです。うんこが、ですよ！（笑）

そこからＡＶ男優を目指すことになったわけですから、今の僕があるのはうんこ好きという性癖のおかげです。

そして、僕にはもうひとつコンプレックスがありました。

それはガリガリに痩せた体です。もともと高校時代にボクシングをやっていたので、腹筋は割れていたものの、筋肉自体に太さはなく、服を着ていると女子から「すごく弱そう！」「折れちゃいそう」なんて言われていました。

「脱げばブルースリーみたいにすごいんだぞ！」なんて思っていましたが、いちいち脱ぐのも馬鹿らしいですし、なんか言い訳がましくて、洋服を着た状態で細身の体のことを言われるのが本当にイヤでした。

そこで仕事が軌道に乗り出した20歳のときに筋トレを始めたのです。そこからすっかり筋トレの魅力にはまってしまい、今では生活の一部となっています。

筋トレめも

普通は「ベンチ100kg×6」とか書くのを、
「その日自分が満足するトレーニングができたか」を書いていたのだ。

僕はコンプレックスがきっかけで大好きな職業と出会い、夢中になれる趣味を持つことができました。**コンプレックスをストレスにするか、前向きに生きるための力にするかは自分次第**です。

コンプレックスは自分を動かすエネルギーになります。

コンプレックスを抱えている人は、もう1回その気持ちと向き合ってほしい。なんなら紙に自分の嫌いなところを書き出して、どうしたらその嫌いを好きに変えられるのか、まわりの人に意見をもらってほしいです。

「コンプレックスの裏には自分らしさが隠れている」

これは僕がコンプレックスから学んだ教訓です。

世の中の常識よりも自分らしさを大切にすれば、コンプレックスも貴方の魅力に変えていくことができるのです。

筋トレめも

吉野家行って「生卵10個！」

男性にも生理がある!?

体がだるかったり、食欲がなかったり、体調がすぐれないときはイライラしてストレスが溜まりますよね。特に女性は生理の関係でホルモンバランスが変わることは避けられません。

ここでびっくりな事実を発表しましょう！

実は男性にも「生理」があるんです！

女性と同じように男性にも周期的に生理が訪れているんです。正確には生理に似た**「睾丸周期」**とも呼ばれている生理現象。ちまたでは「メンズ生理」なんて呼ばれています。

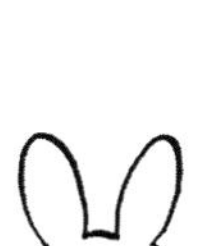

女性の生理は、毎月1回月経が訪れる生理現象ですが、生理の周期には骨盤のわずかな開閉がともないます。女性ホルモンの働きにより骨盤が開閉を繰り返し、骨盤の開閉によってホルモンの分泌が促されます。月経のときは骨盤が開いた状態となっています。

それに対して男性の生理は、子宮がないので女性のように経血を排出することはありませんが、そのほかは女性と同じで骨盤も開閉するそうです。開閉する周期は4週間と言われているので、毎月1回生理が訪れていることになります。これも女性と同じですね。

骨盤が開いていく低潮期は、情緒不安定になり精力も減退します。逆に骨盤が閉じていく高潮期は、エネルギッシュになり精力も強くなります。なので、「最近、サカッてるなぁ」とか「あまりムラムラしないぞ」なんていうときは、メンズ生理の影響があったんですね。

もちろん症状の程度には個人差がありますし、ほとんど症状が表れない人もいるそうですが、定期的に原因不明の疲労感や無気力感に襲われるという男性は、もしかしたらメンズ生理が原因なのかもしれません。

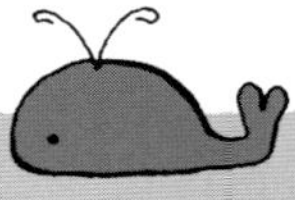

この事実を知った僕は、水を得た魚のように「今日、やる気がないのはメンズ生理だからだ！　ホルモンバランスの影響だから仕方がないのだ！」と、都合よく、悪いことはメンズ生理のせいにするようにしました（笑）。

すると、なんだか気分がスッキリするんです。

人は原因がわかると、不安が解消されるんですね。

皆さんも不都合なことがあって気分が上がらないときは「これはメンズ生理のせいなのね！　そうなのね！」と妖怪のせい……ではなくメンズ生理のせいにして、モヤモヤを消し飛ばしてしまいましょう！（モヤモヤの原因がハッキリとしているときは、メンズ生理のせいにしてはダメですよ！）

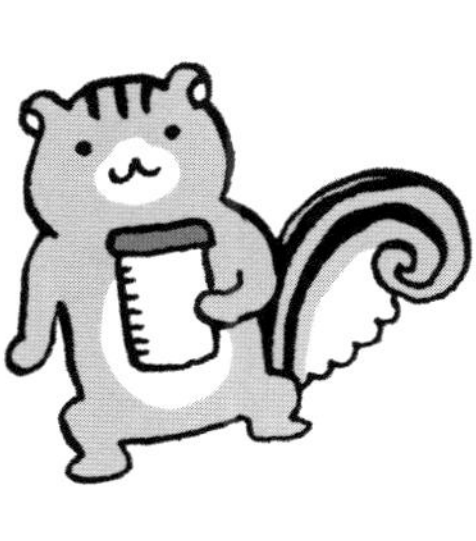

筋トレめも　タンパク質は1グラム20円という意識。

使わない機能は衰える!? オナニーのススメ

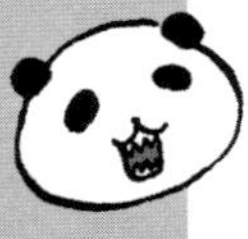

一度は耳にしたことのある三大欲求、「食欲」「睡眠欲」「性欲」。

これは本能的欲求であり、欲求が満たされないとストレスが溜まります。空腹や睡眠不足が精神的にも肉体的にもストレスとなるように、性欲も満たされなければストレス要因になり得るのです。

毎日、食事も睡眠も取るのに、性欲はあとまわしにされがちです。とはいえ、セックスは相手がいないとできません。

なので、**オナニーが存在している**のです。気持ちいいことに罪悪感を覚える人もいますが、悪いことではありません。どんどんするべきです。

僕は毎日射精をするようにしています。

それは、セックスですることもありますし、オナニーのこともあります。1日最低2回です。「射精の回数を減らしたほうが、精力が溜まって強くなる」と言う〝オナ禁派〟もいますが、僕の考えは違います。

これは僕が直接聞いた話です。

第一線で活躍していたあるＡＶ男優が諸事情で引退し、別の職業に就いたところ、多忙で３カ月間まったくセックスもオナニーもできませんでした。

その後ようやく仕事が一段落して射精しようとしたところ、自慢のペニスが小さくなっていて、精子の量も減り、なんだか「恥ずかしい」と感じるようになってしまったそうです。

つまり運動機能や心肺機能と同じで、生殖機能も使わなかったら衰えるということ！　**性欲を抑制した状態が続くと性欲は次第に減退します。**これは性欲が高いままだとどんどんストレスが溜まるため、体が性欲を満たさない状態に適応した結果だと考えられます。

性欲が減退するということは、テストステロンの分泌が減り、元気もボッキ力も低下しているということ。セックスやオナニーは積極的に行ったほうが、オスとしての寿命は延びる！と信じてやみません。

筋トレめも　クリスマスだろうが、元日だろうが、いつもと同じ顔がジムにそろう。

「性欲」という漢字は、「心が生き生きする欲望」と書きます。まさにそのとおりです。

テレビで見る長生きおじいちゃんはスケベだったりします。下ネタの話のときにイキイキする人の多いこと！（笑）

性欲があるから人生は楽しい！

その性欲を減らさないためにも、僕はオナニーとうんこ座りを強くオススメします！(^0^)

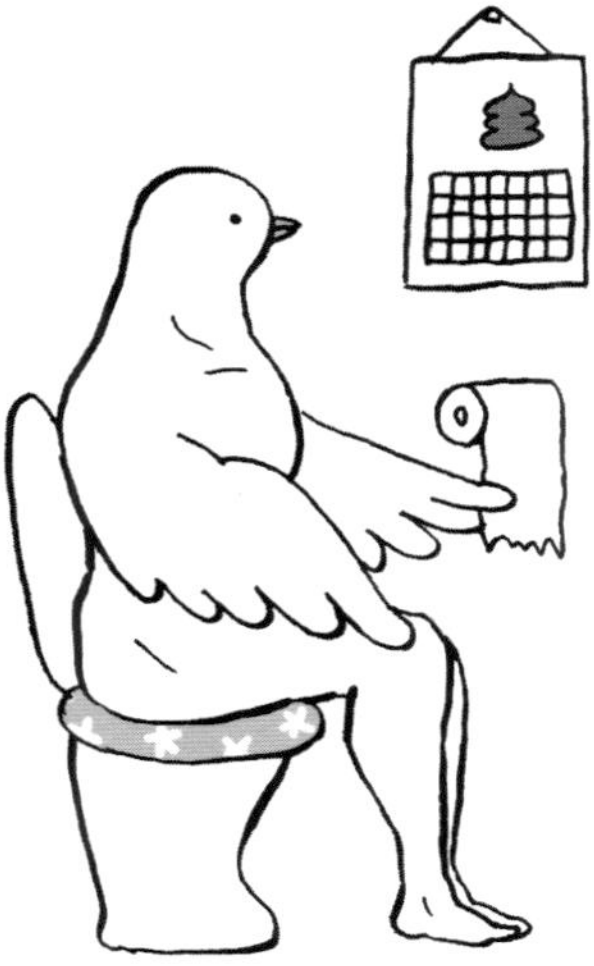

筋トレめも

ジムのロッカーは072番を使うようにしている。ほかには019、043、069、093など。
(072=オナニー 019=イク 043=おしみ・僕のこと 069=シックスナイン 093=奥さん)

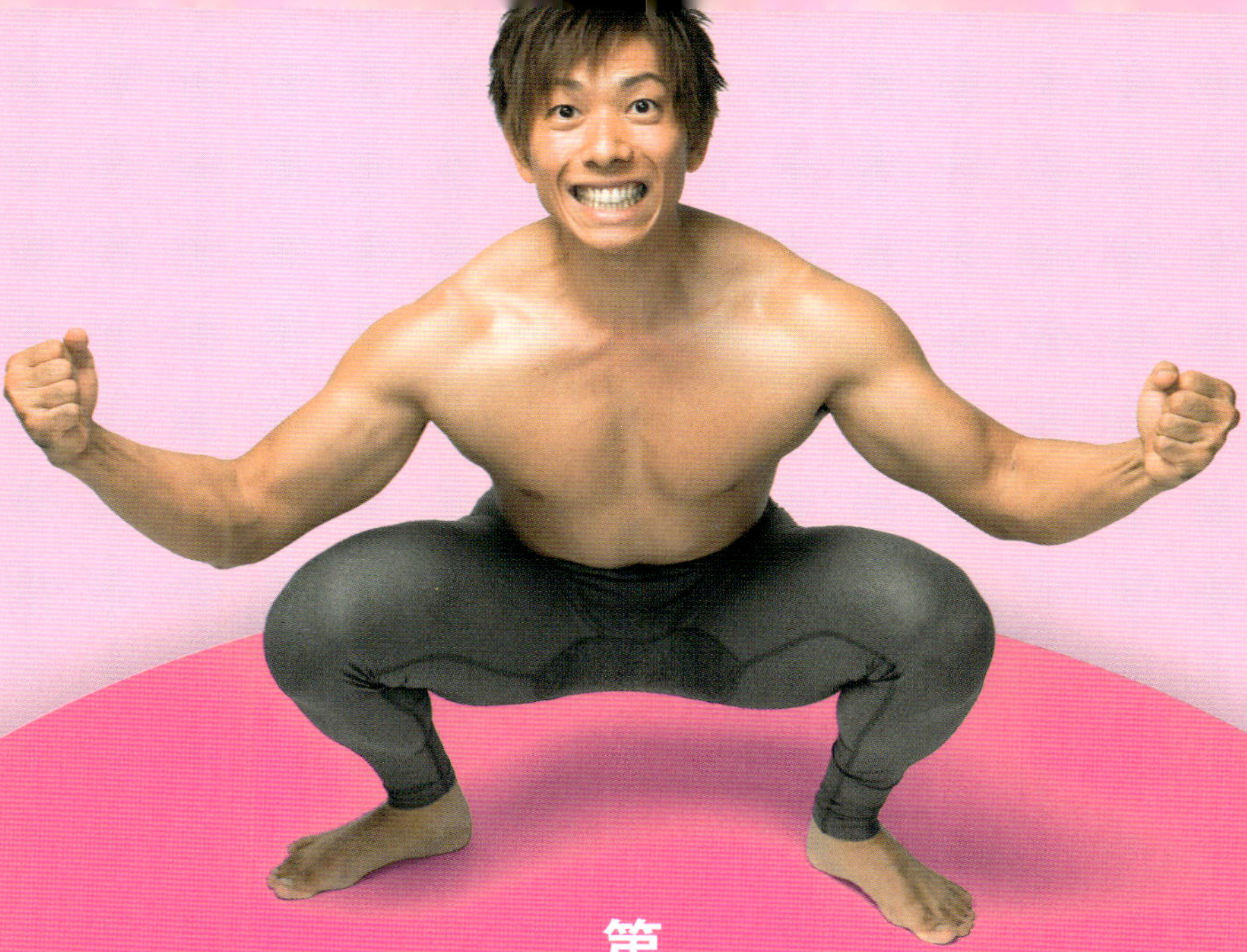

第3章

しみけん流！ボッキ力向上筋トレ

筋トレ効果を高めるポイント

ここからは、僕がオススメする**「ボッキ力を向上させるための筋トレ」**を紹介**します。**

どれも自宅で手軽に実践できる種目ばかりなので、運動が苦手だよ〜という人でも問題ありません。

基本は各種目8〜10回×3セット。1セットだけでは筋肉を追い込めないので頑張って3セット実施しましょう。

でも面倒くさい……って感じちゃう日は**「1回×1セット」**（要するに1回だけ！）でもいいので、継続してくださいヽ(′▽′)ノ

セット間のインターバル（休憩時間）を短くするほど、トレーニングとしての負荷は高くなりますが、基本は30秒〜1分と考えてください。

そして、**筋トレを行う上で最も大切なのは、「正しいフォーム」で行うこと。**

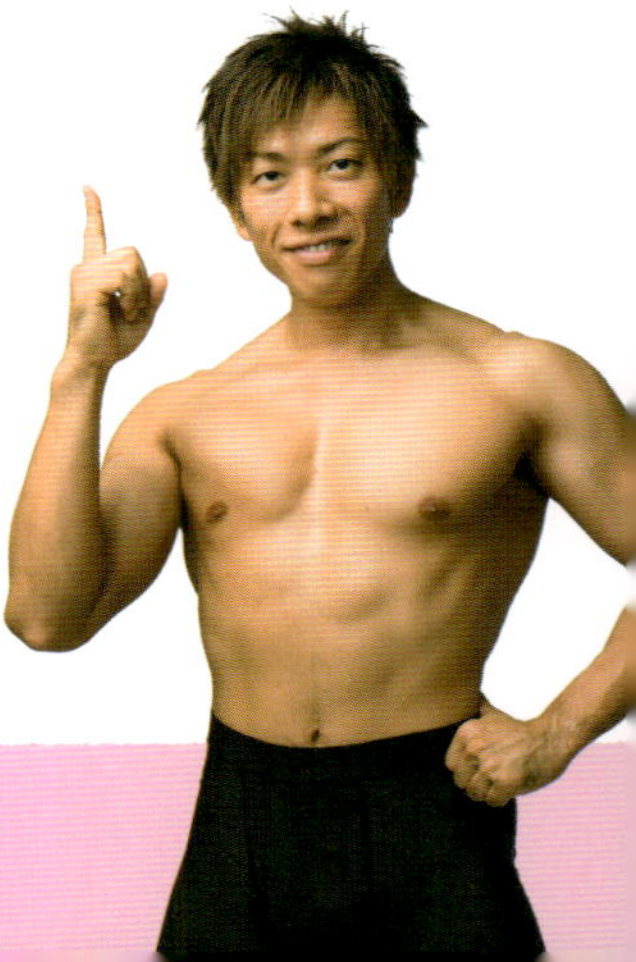

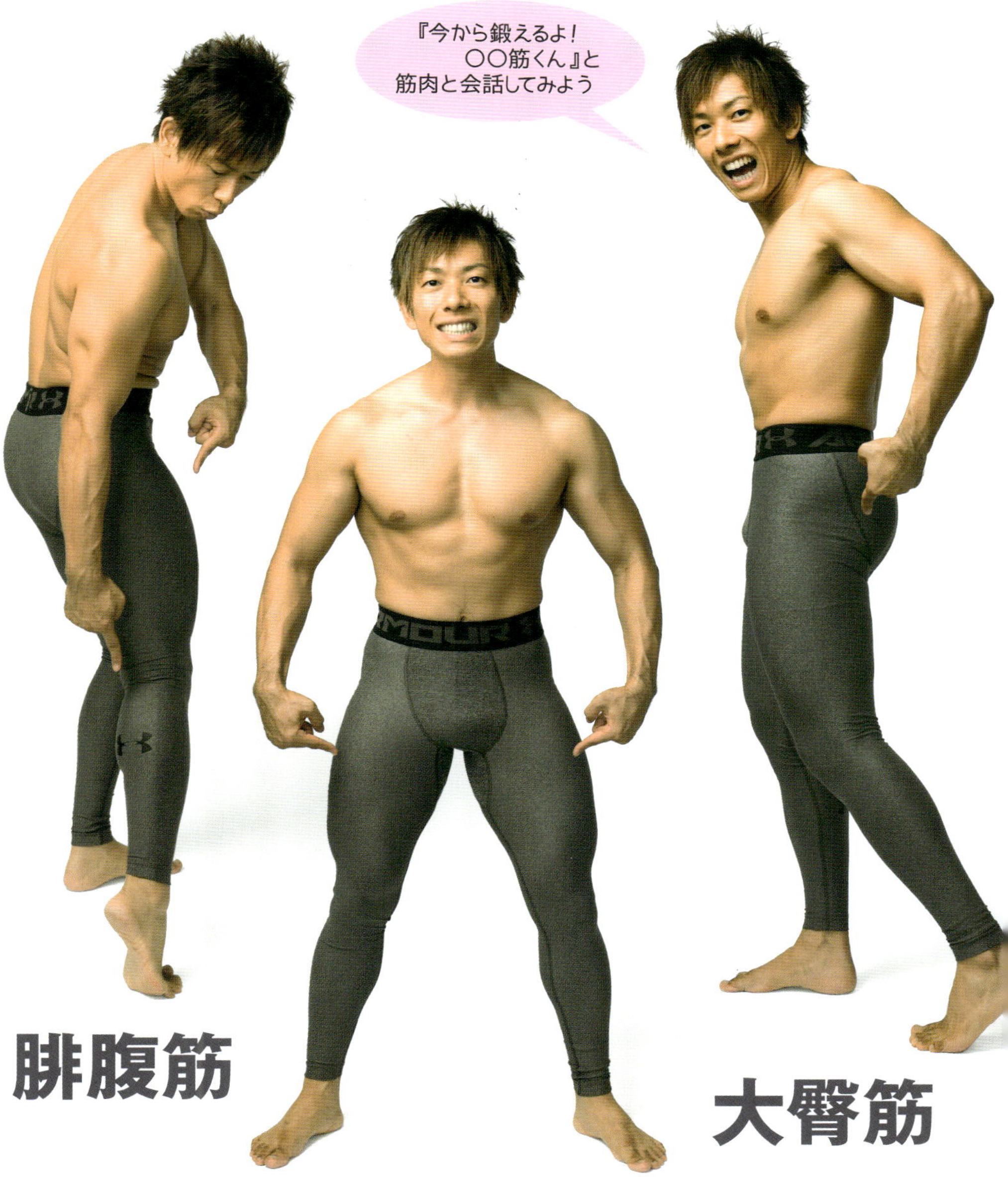
『今から鍛えるよ！
〇〇筋くん』と
筋肉と会話してみよう
腓腹筋
大臀筋
大腿四頭筋

筋トレめも

夏の更衣室の鏡はビルダーで占拠される。

正しいフォームを身に付けるためには、どこの筋肉を鍛える種目なのかをあらかじめ理解して、できることならその鍛える部位と**「今から鍛えるよ！　〇〇筋くん！」と、会話しておくと効かせやすいです**（コレ、本当です!!）。

また、筋トレはある程度強い負荷をかける＝頑張ることも重要です。やはり楽なトレーニングでは高い効果を得ることができません。頑張ったら頑張った分だけイイコトがあるのが筋トレです。

最初から無理をする必要はありませんが、慣れてきたり、気分がのっているときは負荷を上げたり、インターバルを短くするなどして、しっかり筋肉を追い込んでください。

筋肉を追い込むほど効果が大きくなり、テストステロンの分泌も促進されます。さすれば、ボッキ力も性欲もバッチリ高まることでしょう！

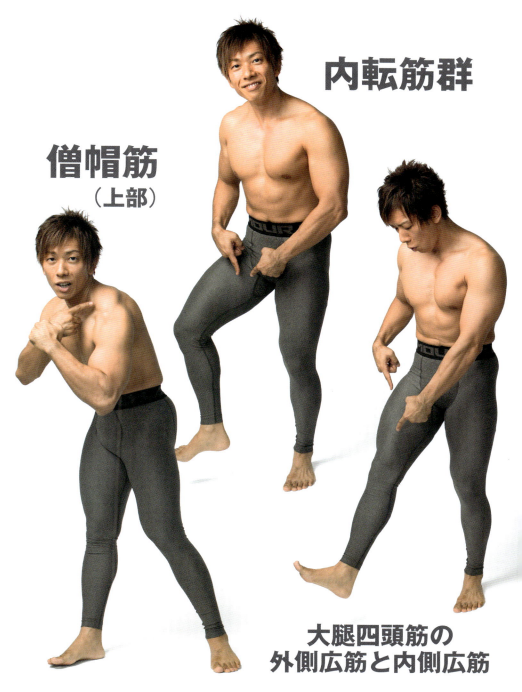

筋トレめも

ジムでは女性が全員エロく見える。

お尻を伸ばしながら骨盤底筋群を鍛える

うんこ座り

深くしゃがんでお尻の大臀筋を伸ばしながら、
骨盤の底をふさいでいる筋肉群も一緒に鍛える。
最後に手を使わず立ち上がるまでを1セットとする。

目標
60秒

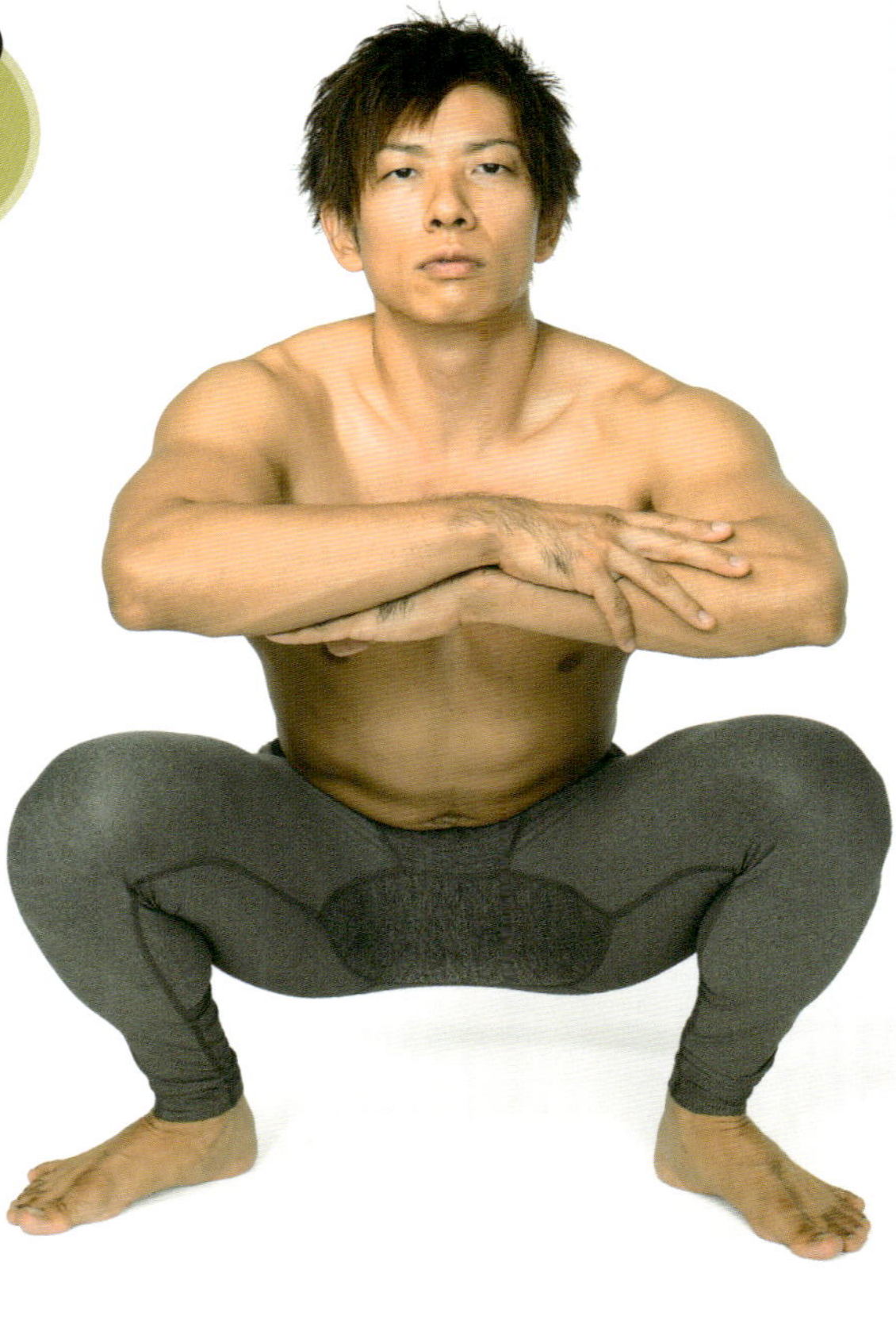

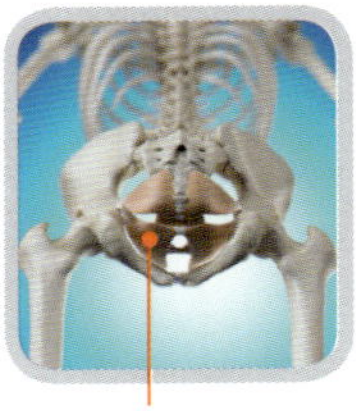

骨《こつ》盤《ばん》底《てい》筋《きん》群《ぐん》

1 足を肩幅程度に開いて立ち、カカトを接地させたまましゃがみ込む。つま先とヒザは外側に向いて開いている。

バリエーション

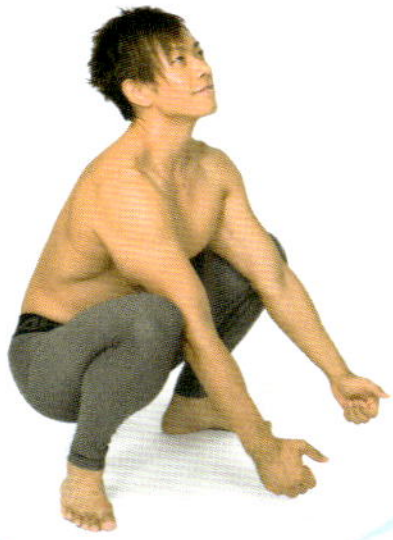

腕でバランスを取る

後ろへ倒れそうで不安定な場合は両腕を前方に伸ばしてバランスを取る。足首が硬い人はまずこのフォームから始めて足首の柔軟性を身につける。

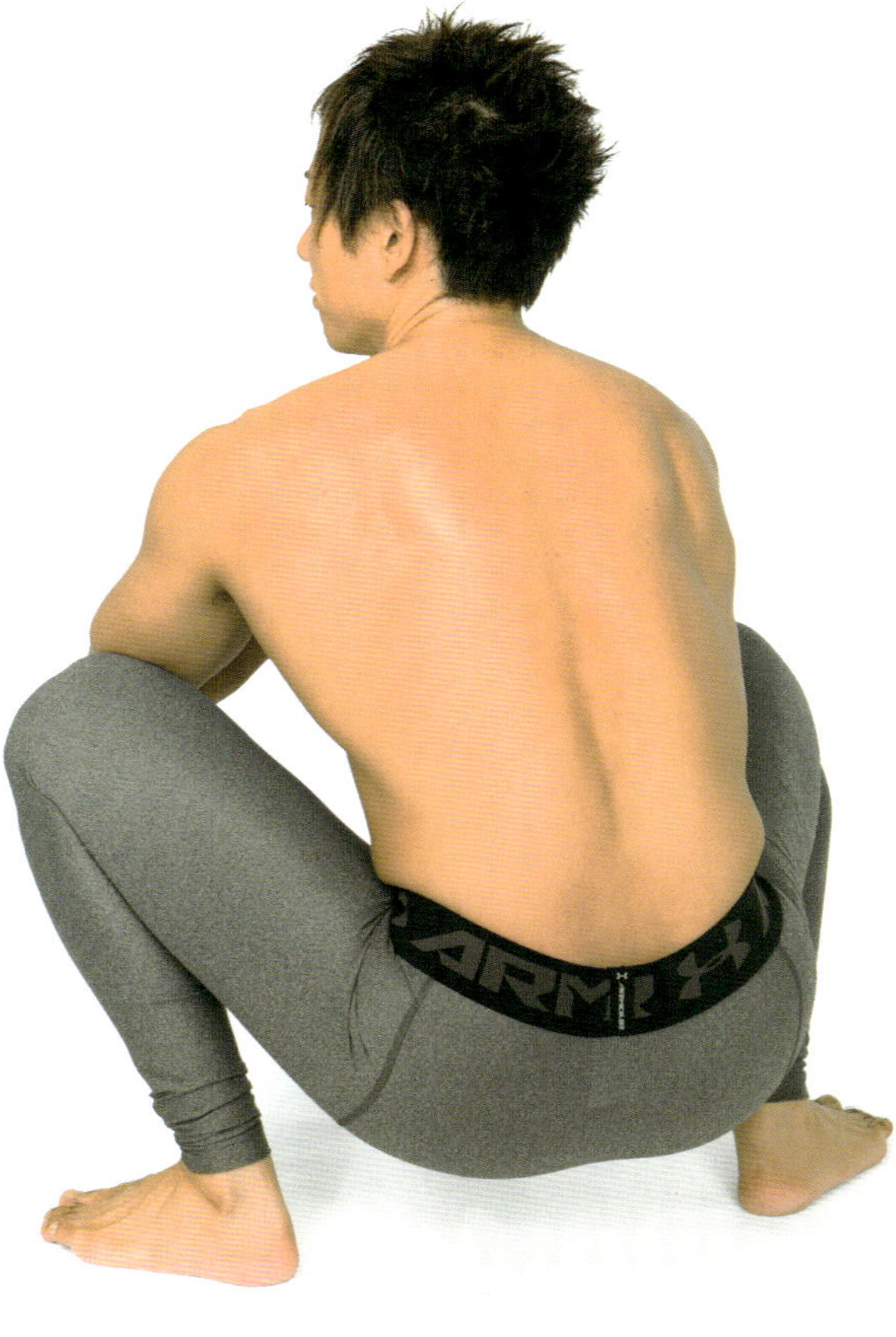

手を使わず立ち上がるフォームはP72参照

2 カカトを接地させたまま、カカトに重心をかけてお尻を沈める。つま先重心では骨盤底筋群が鍛えられない。

お尻を鍛えて男のセックスアピールを強化

うんこ座りスクワット

「うんこ座り↔立ち上る」を連続して行うスクワット。
カカトに重心をかけて立ち上げる動きによって
男のセックスアピールポイントであるお尻の大臀筋が鍛えられる。

目標
10回×
3セット

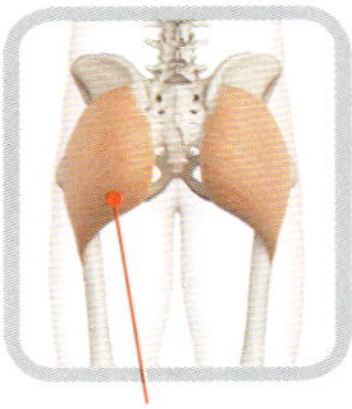

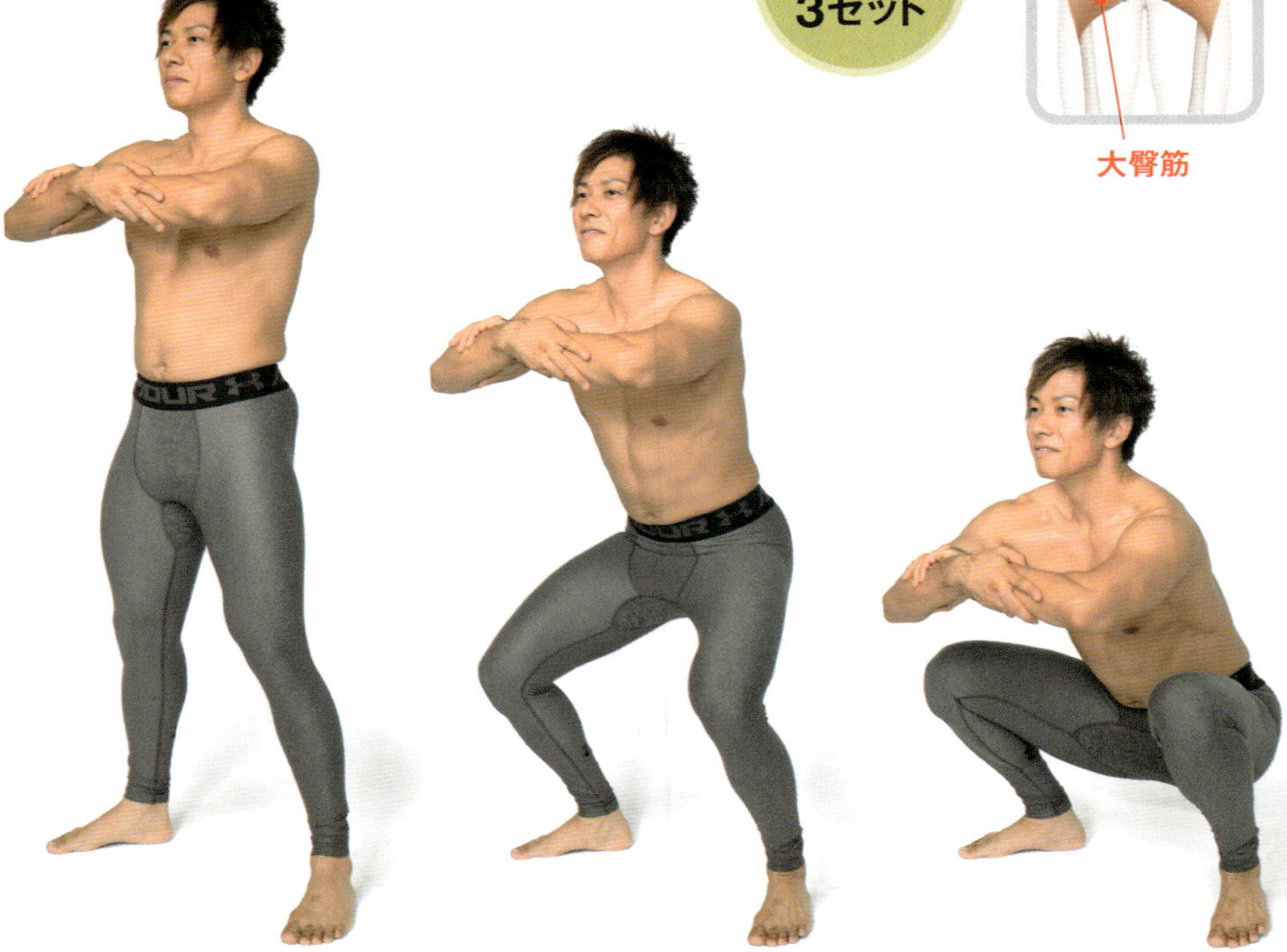

1 足を肩幅程度に開いて立ち、カカトを接地させたまま、
カカトに重心をかけてしゃがみ込み、うんこ座りになる。

バリエーション

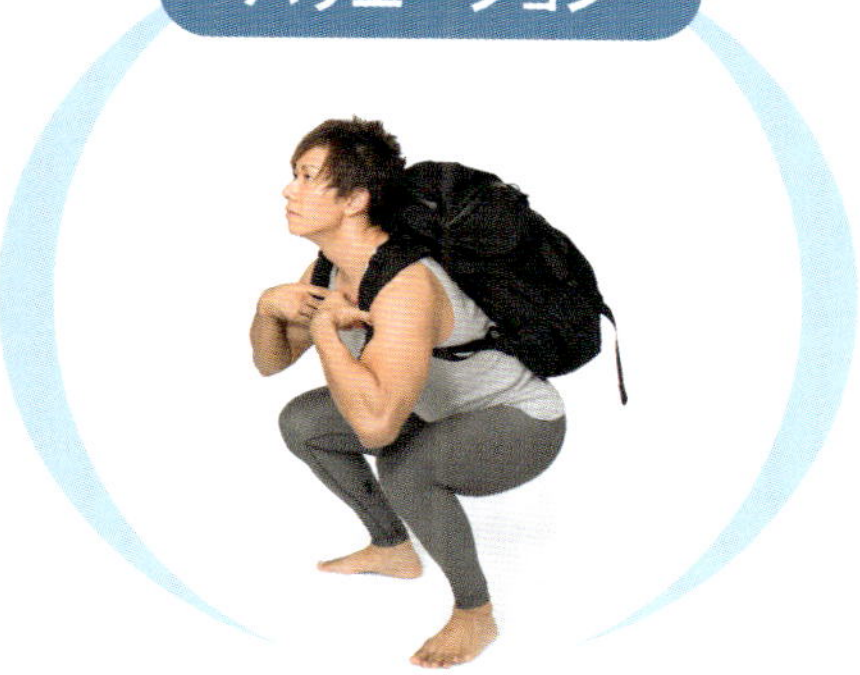

リュックで負荷を上げる

もう少し高負荷で鍛えたいという人は、雑誌などを入れて重くしたリュックサックを背負えば、負荷を上げることができる。

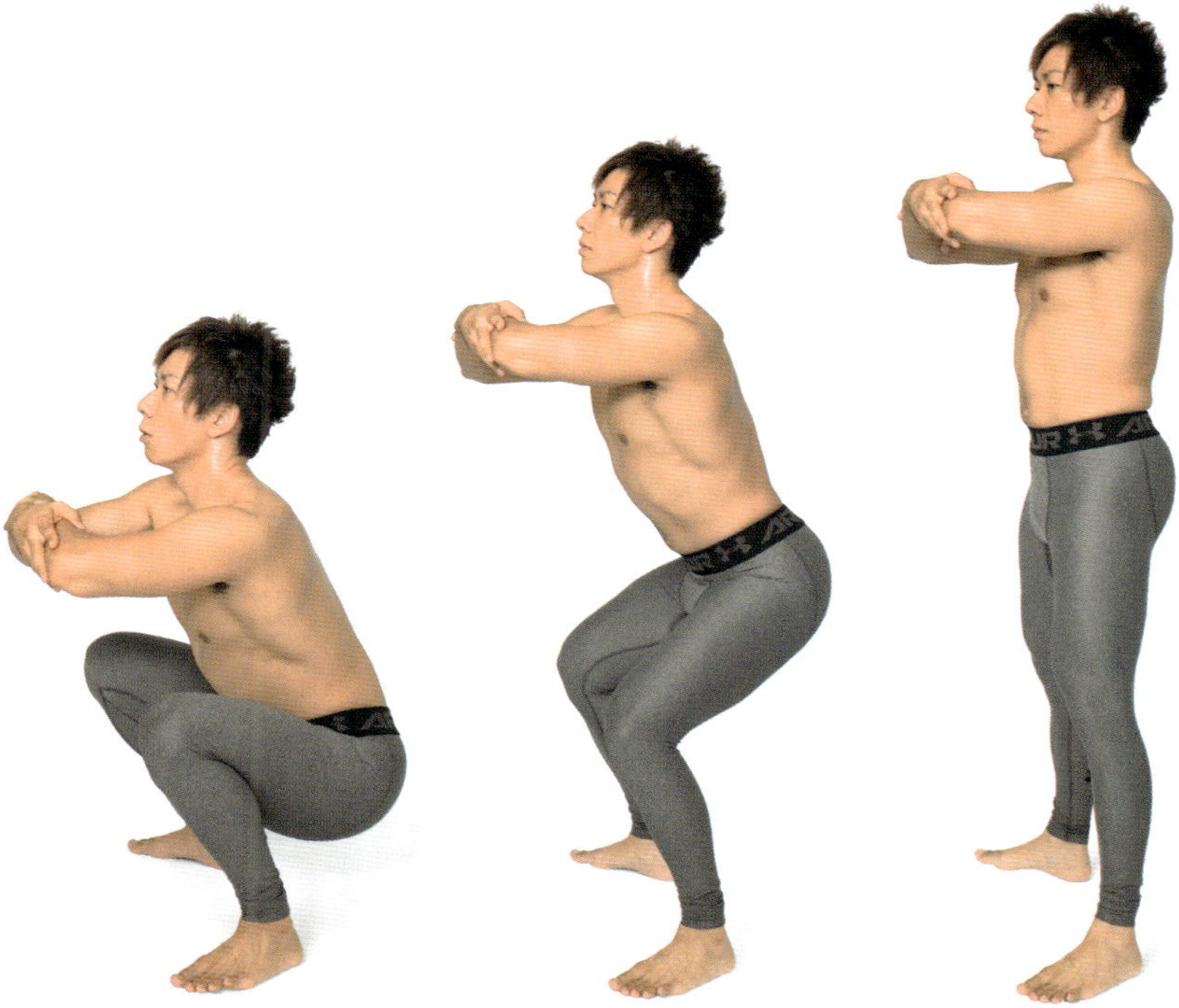

2 うんこ座りの体勢からカカトに重心をかけたままゆっくり立ち上がる。最後までカカトを浮かせない。立ち上がったら❶の体勢に戻る。

太もも前面を鍛えてテストステロンを増やす

片足スクワット

**つま先に重心をかけて沈めたお尻を持ち上げるスクワット。
ボッキ力を高めるテストステロンの分泌を促進する。
太もも前面の大腿四頭筋《だいたいしとうきん》を中心に下半身を鍛える。**

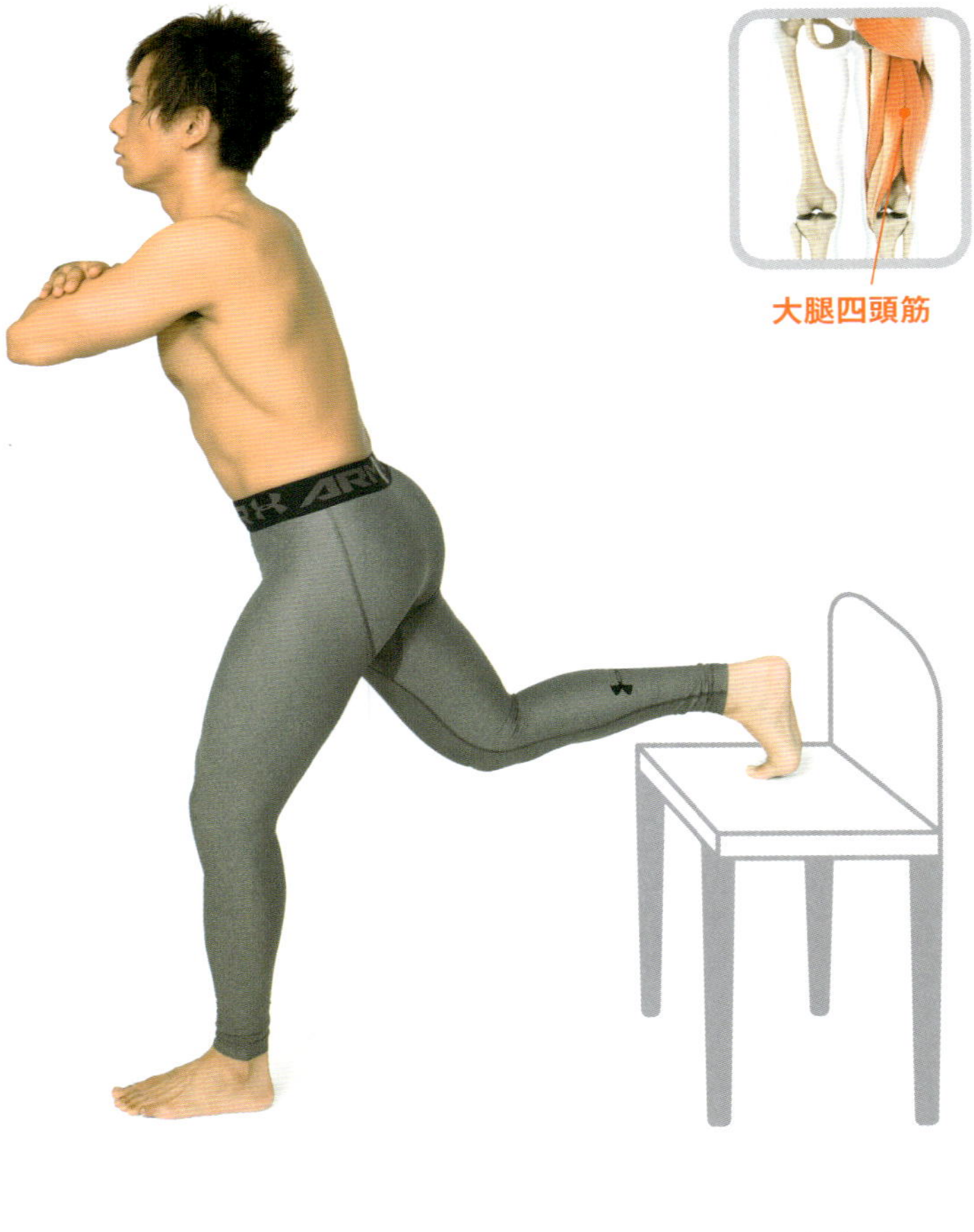

目標
10回×3セット

1 イスの前に背すじを伸ばして立ち、片足を引いて座面につま先を乗せる。前脚はつま先に重心をかけてヒザを軽く曲げる。

バリエーション

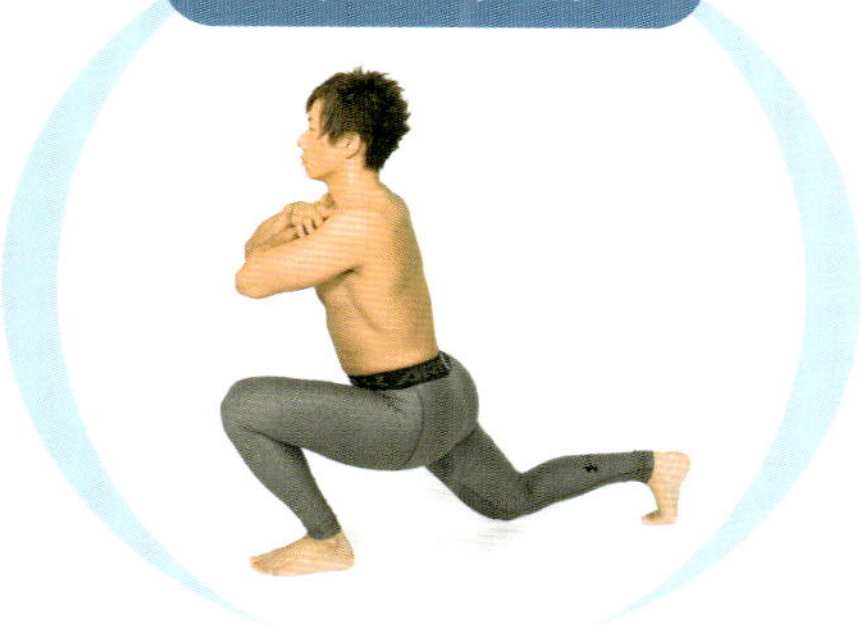

イスを使わないで行う

脚の筋力が弱い人は、イスを使わず後ろ脚のつま先を床について行う方法で負荷を下げる。前脚のつま先に重心をかけて動作する基本は同じ。

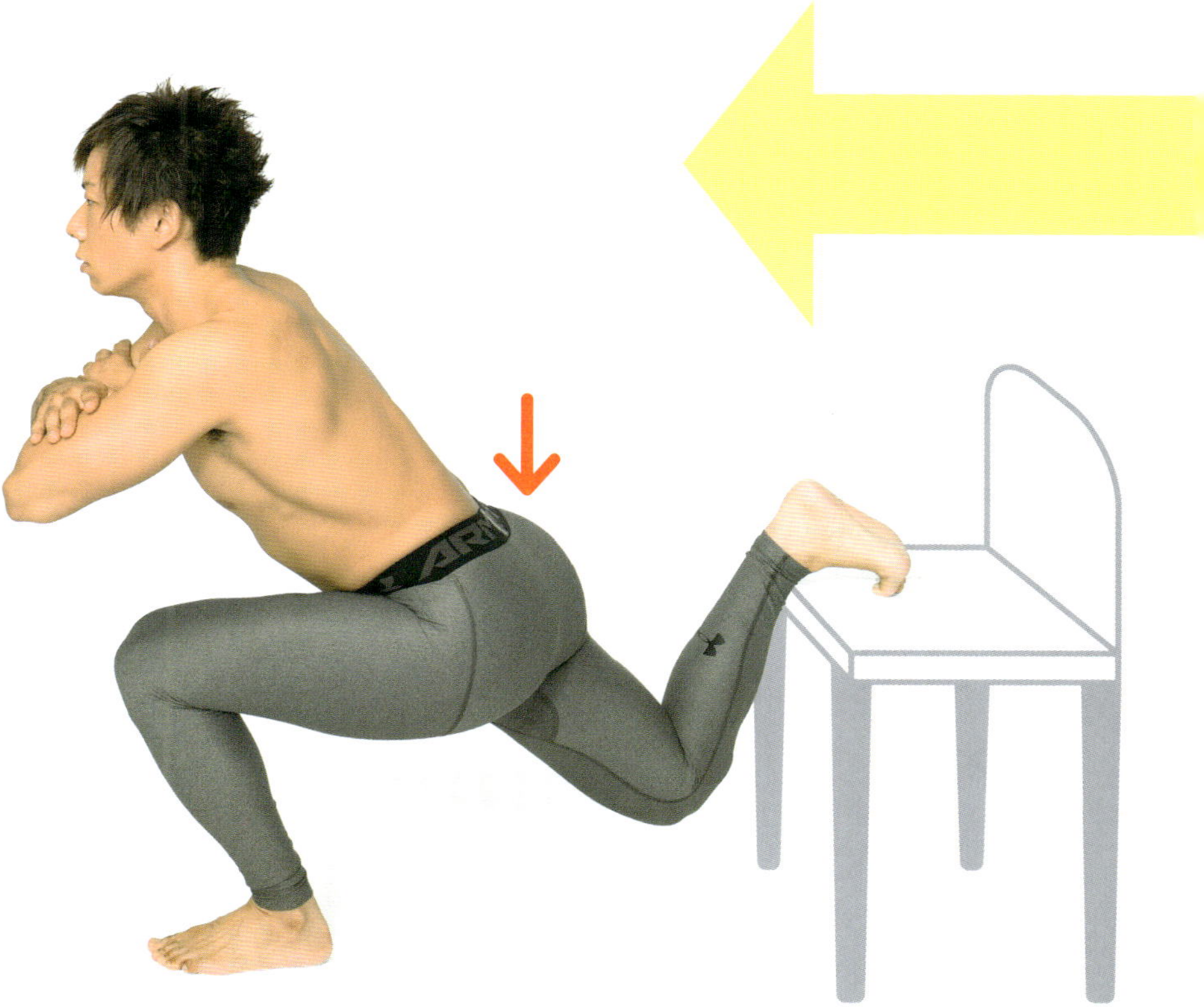

2 つま先に重心をかけたまま、前脚のヒザを曲げてお尻を深く沈める。そこからまたつま先重心でお尻を持ち上げ、❶の体勢に戻る。

太もも裏を鍛えて下半身の血流を促進する

片足ヒップリフト

カカトに重心をかけてお尻を持ち上げる動きで
太もも裏のハムストリングをハードに鍛える。
下半身の血流が促されてホルモンの供給も活発に。

目標
10回×
3セット

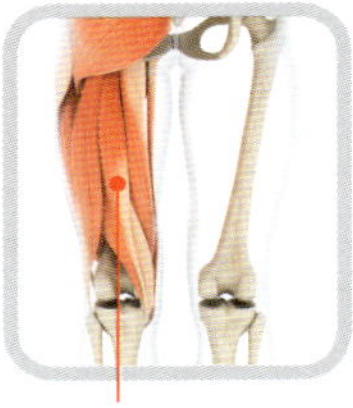

ハムストリング

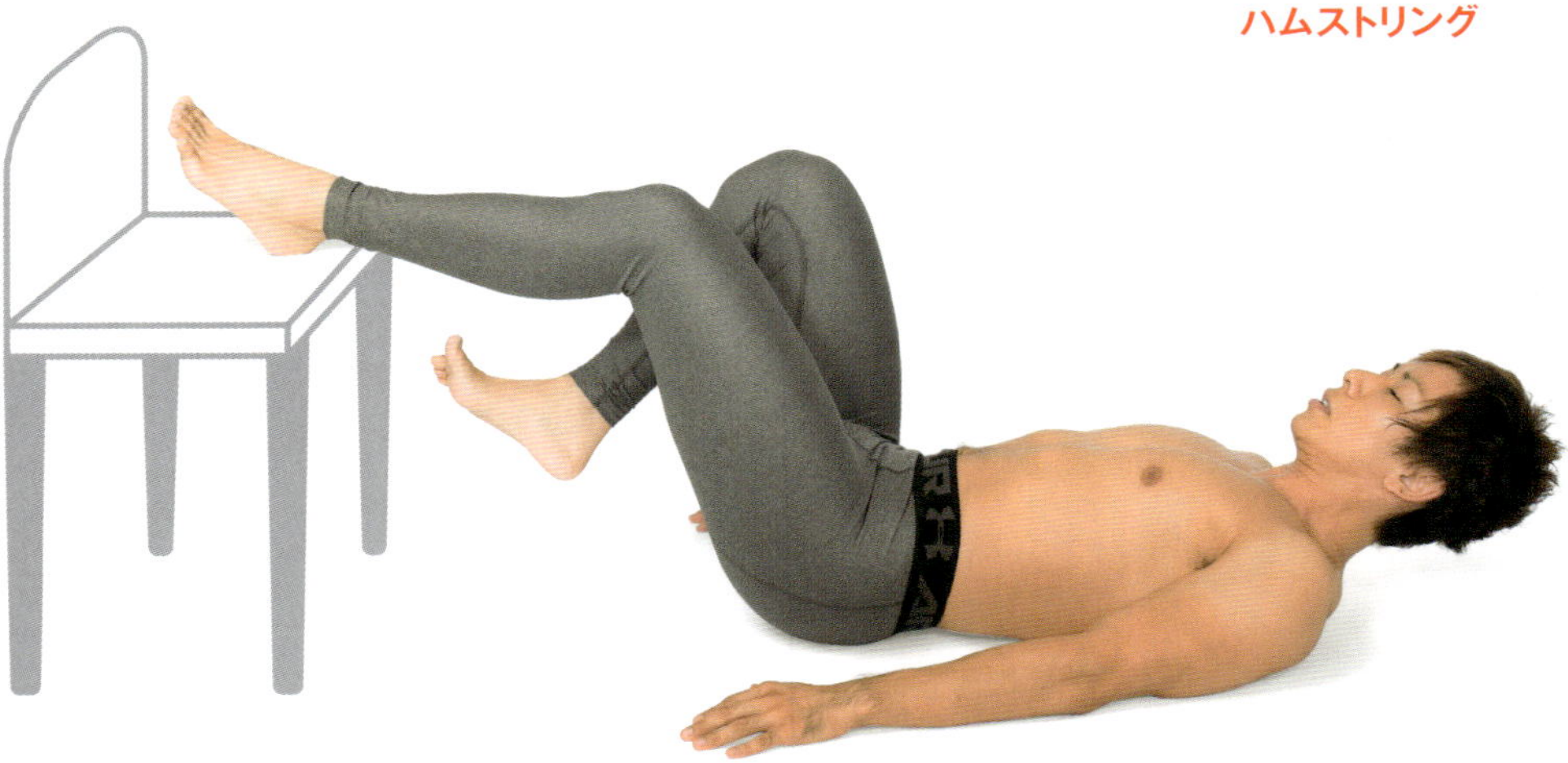

1 仰向けでイスの座面に片足のカカトを乗せる。そこからヒザを軽く曲げ、座面に載せたカカトに重心をかけてお尻を軽く浮かせる。

バリエーション

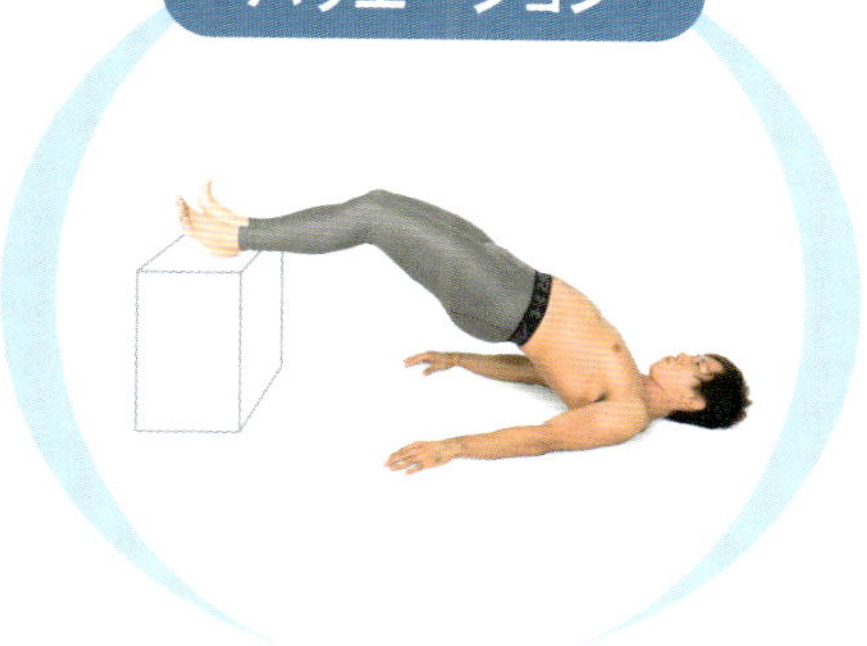

両足のカカトを乗せる

脚の筋力が弱い人は、イスに両足のカカトを乗せて行う方法で負荷を下げる。カカトに重心をかけてお尻を持ち上げる動きは片足のときと同じ。

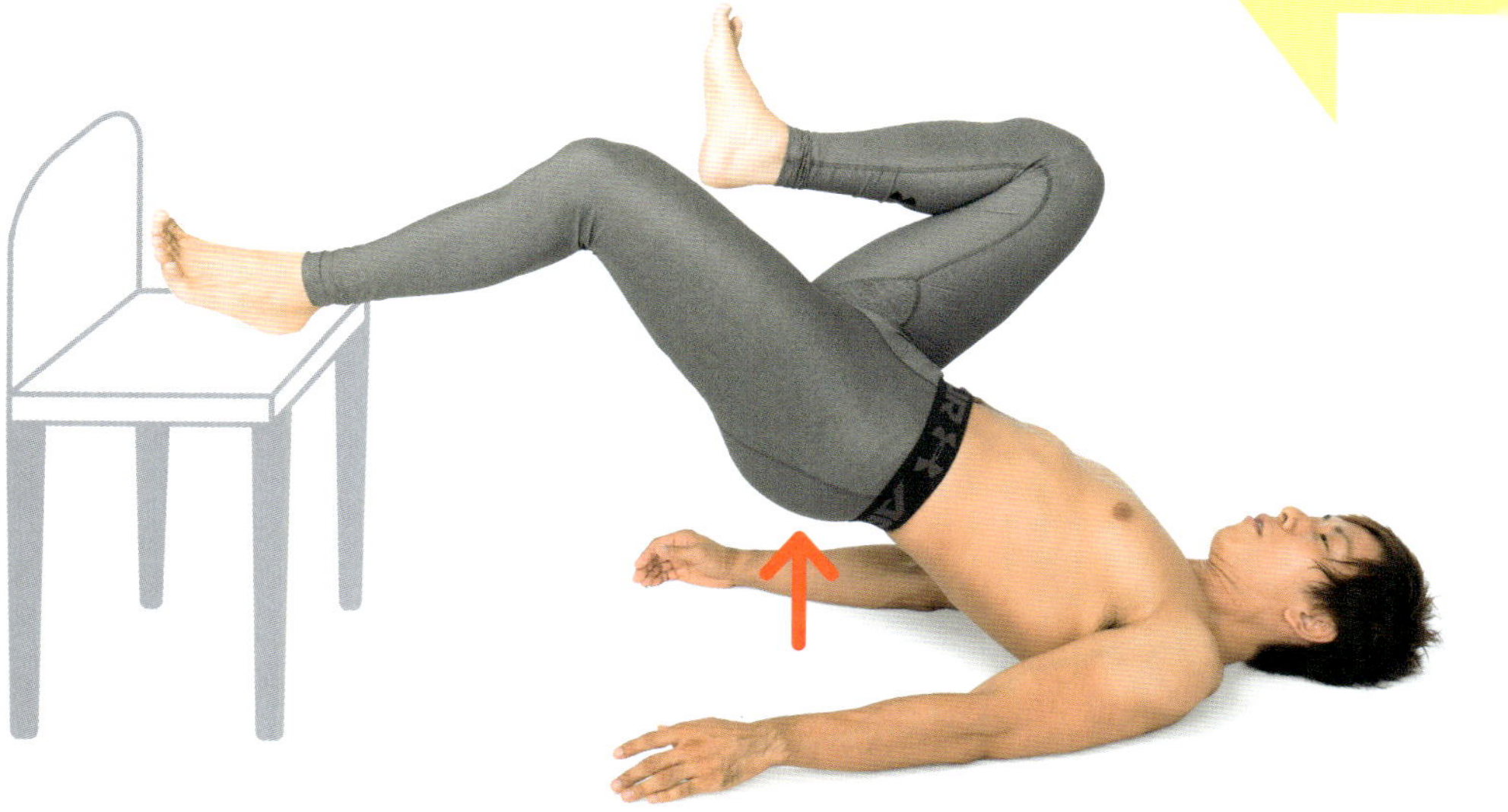

2 カカトに重心をかけたまま、背中が真っすぐになるまでお尻を持ち上げる。座面が硬い場合はタオルや座布団、クッションなどを敷く。

複合的な動きでテストステロンを増やす

橋のポーズ

お尻を持ち上げた体勢をキープするヨガのポーズ。
お尻の大臀筋を鍛える動き、骨盤底筋群を締める動きなど
ボッキ力を高めることにつながる複数の動きを同時に行う。

目標
30秒×2セット

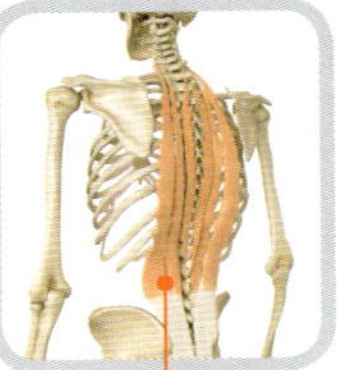

脊《せき》柱《ちゅう》起《き》立《りつ》筋《きん》

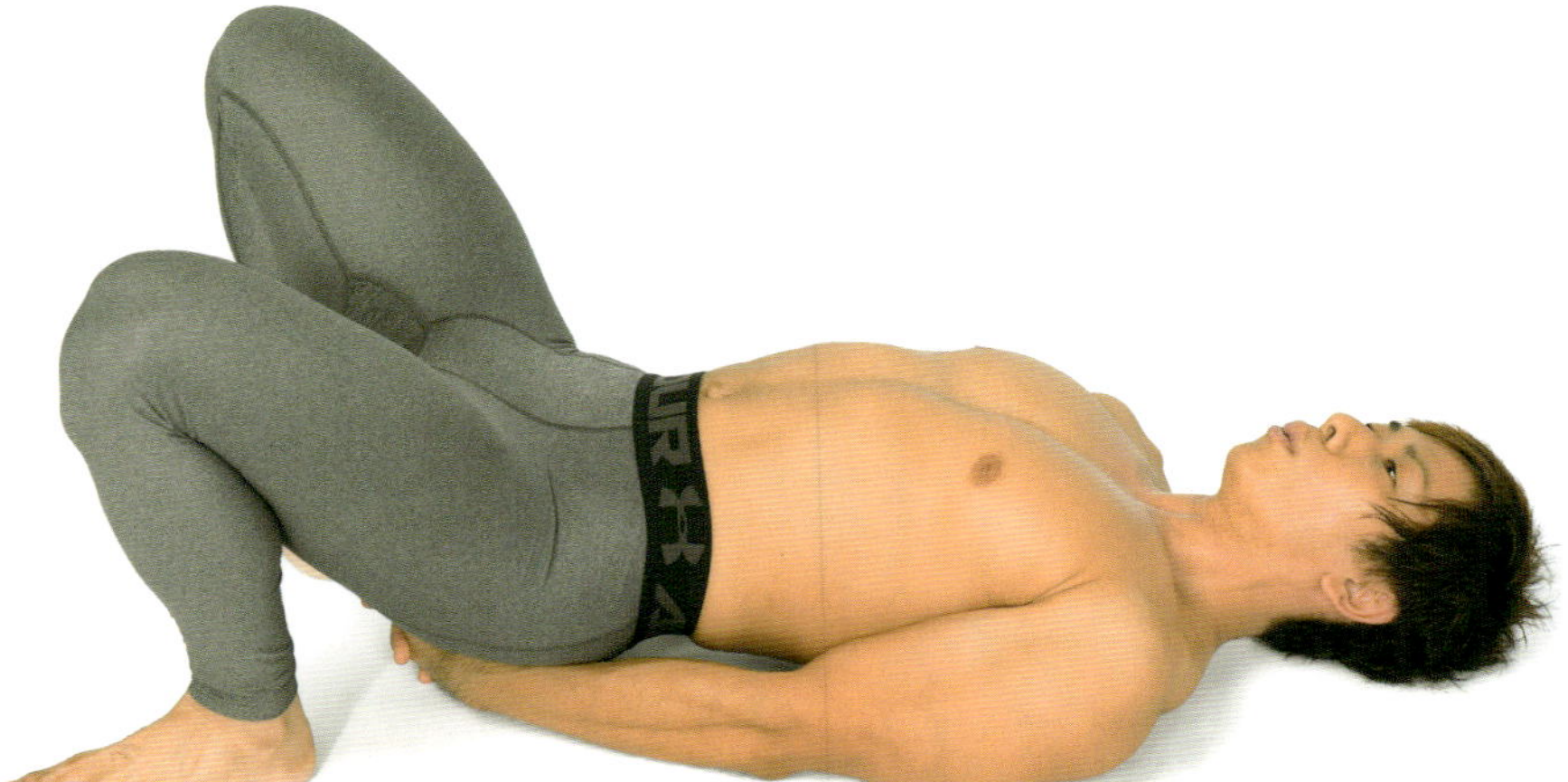

1 仰向けの体勢からお尻を持ち上げて両手を背中で組む。
組んだ両手を伸ばして肩甲骨を寄せ、しっかり胸を張る。

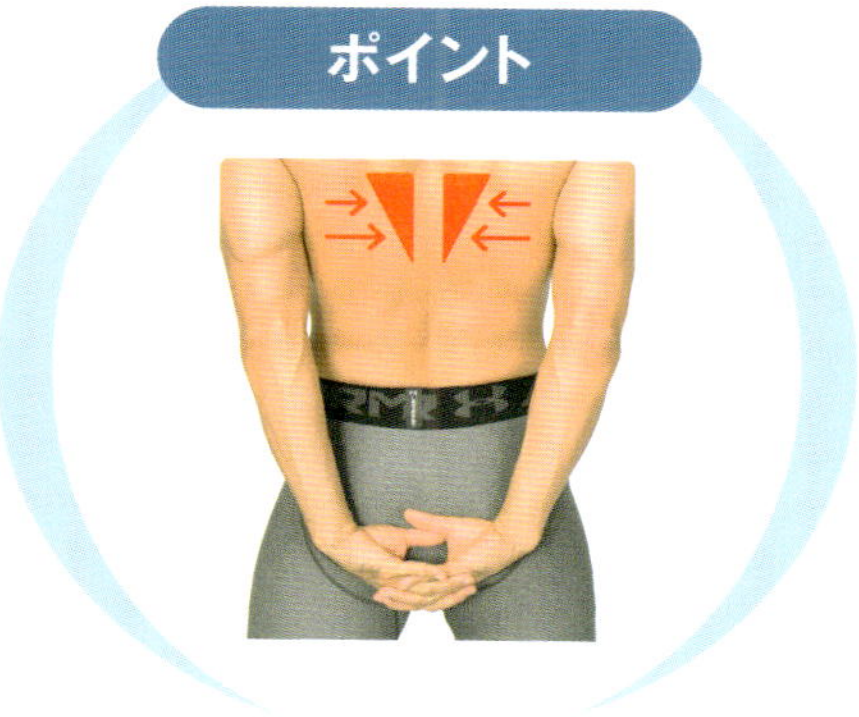

組んだ両手を伸ばす

背中で組んだ両手を伸ばすと肩甲骨が閉じて胸をしっかり張ることができる。肩甲骨を閉じると脊柱起立筋が働いて背中を反らせやすくなる。

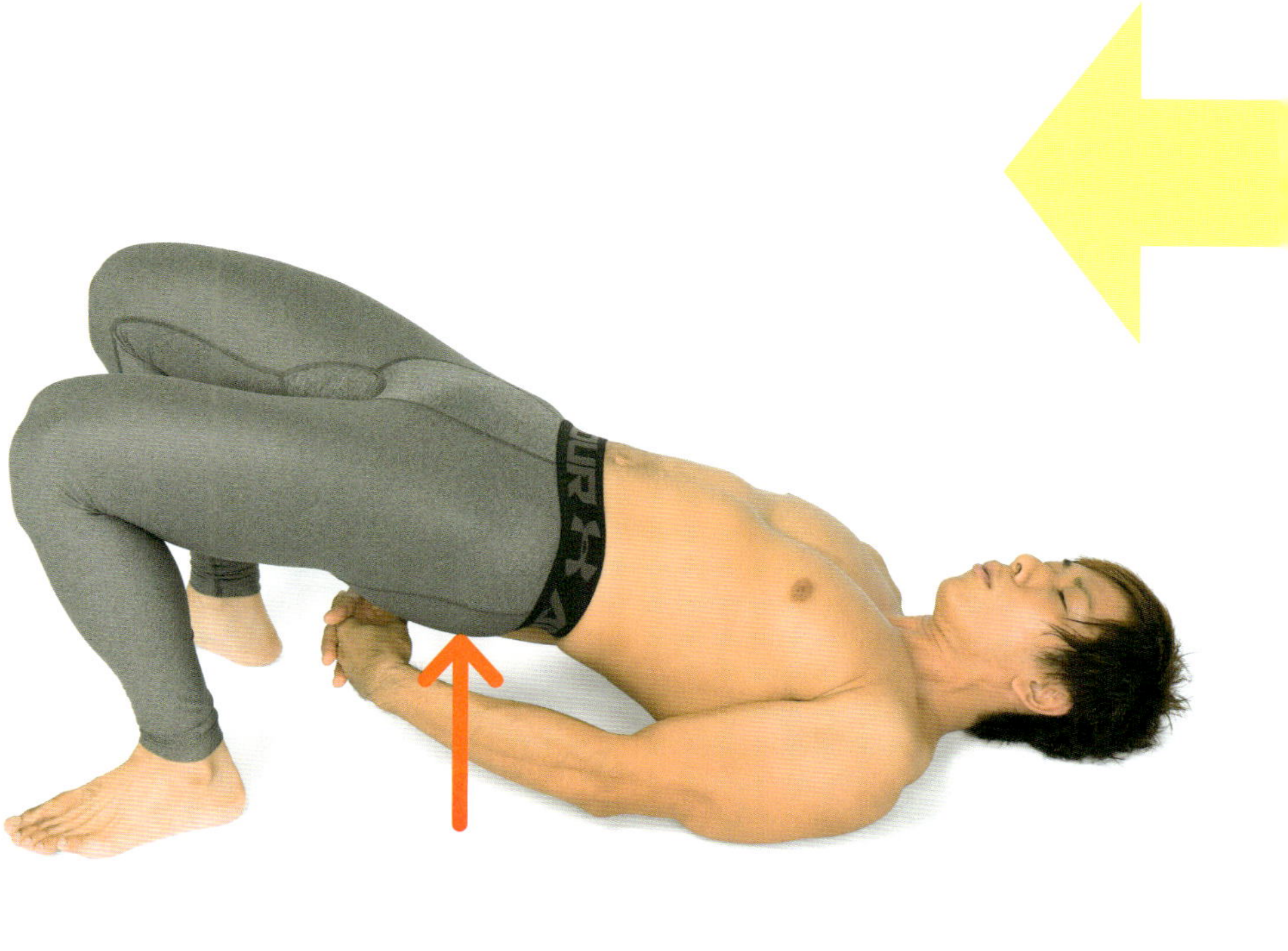

2 胸を張ったままカカトに重心をかけて上体が反るまでお尻を高く持ち上げる。さらにその体勢をキープする。

太ももの内側を鍛えて股間への血流を促す

インナーサイ（ソロ）

脚を開こうとする自分の腕の力にあらがいながら脚を閉じる動きで
長内転筋を中心とする太もも内側の内転筋群をしっかり鍛える。
内転筋群を刺激することで睾丸やペニスへの血流を増やせる。

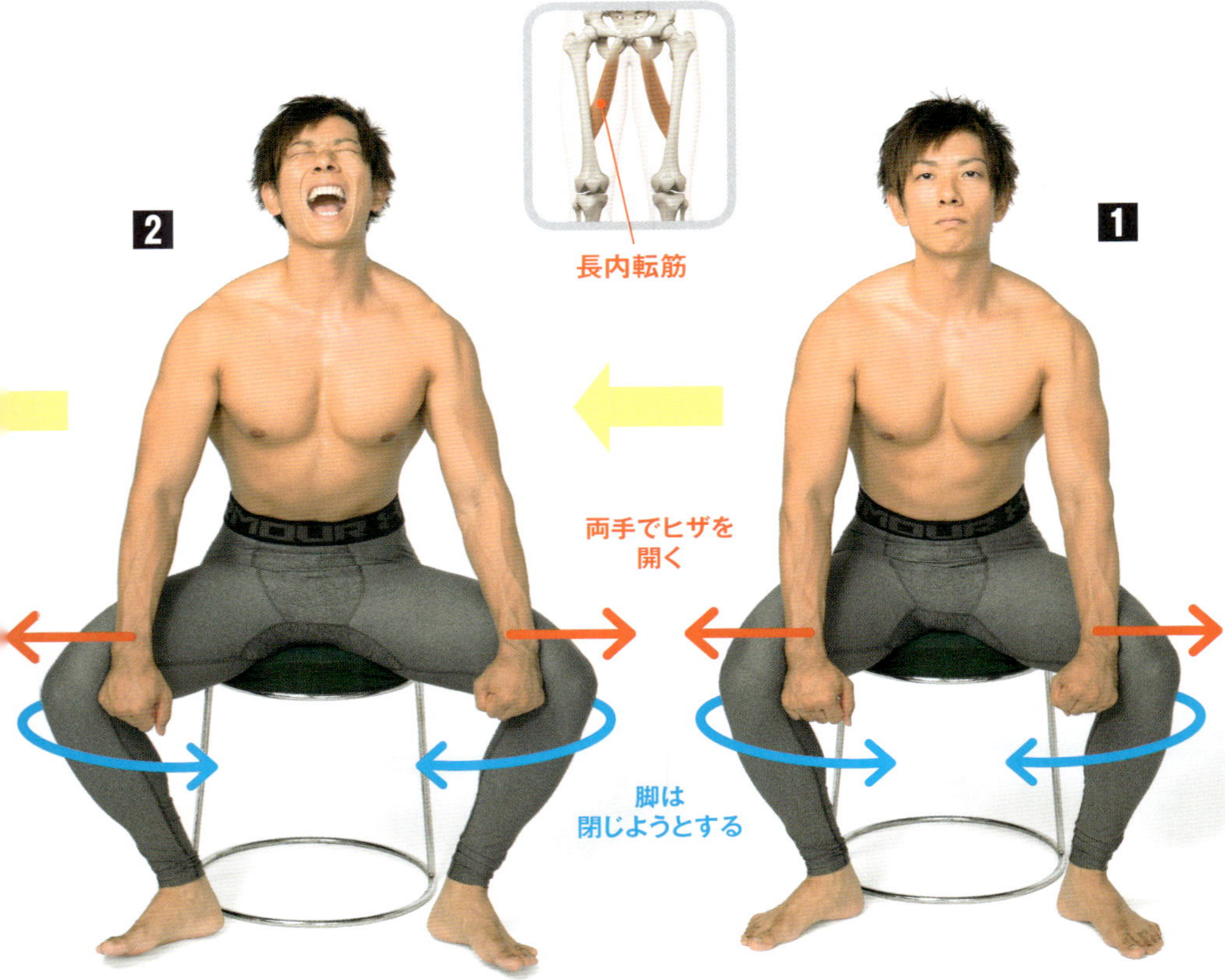

1 イスに座って脚を開いた体勢から、左右のヒザの内側に同側の手をあてる。そこから腕の力で脚を開いていく。

目標
10回×
3セット

ポイント

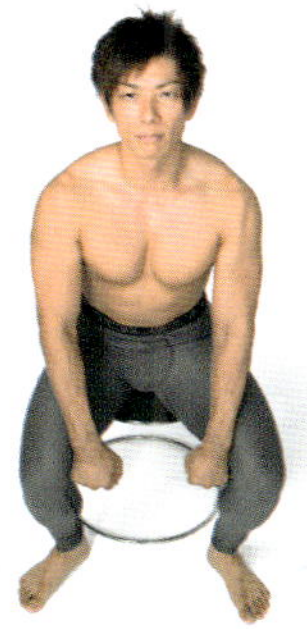

脚の力を入れ続ける

閉じた脚を腕の力で開くときにも、脚は脱力せず腕の力に抗って閉じる動きを続ける。脚を閉じる動きを継続することで内転筋が強く鍛えられる。

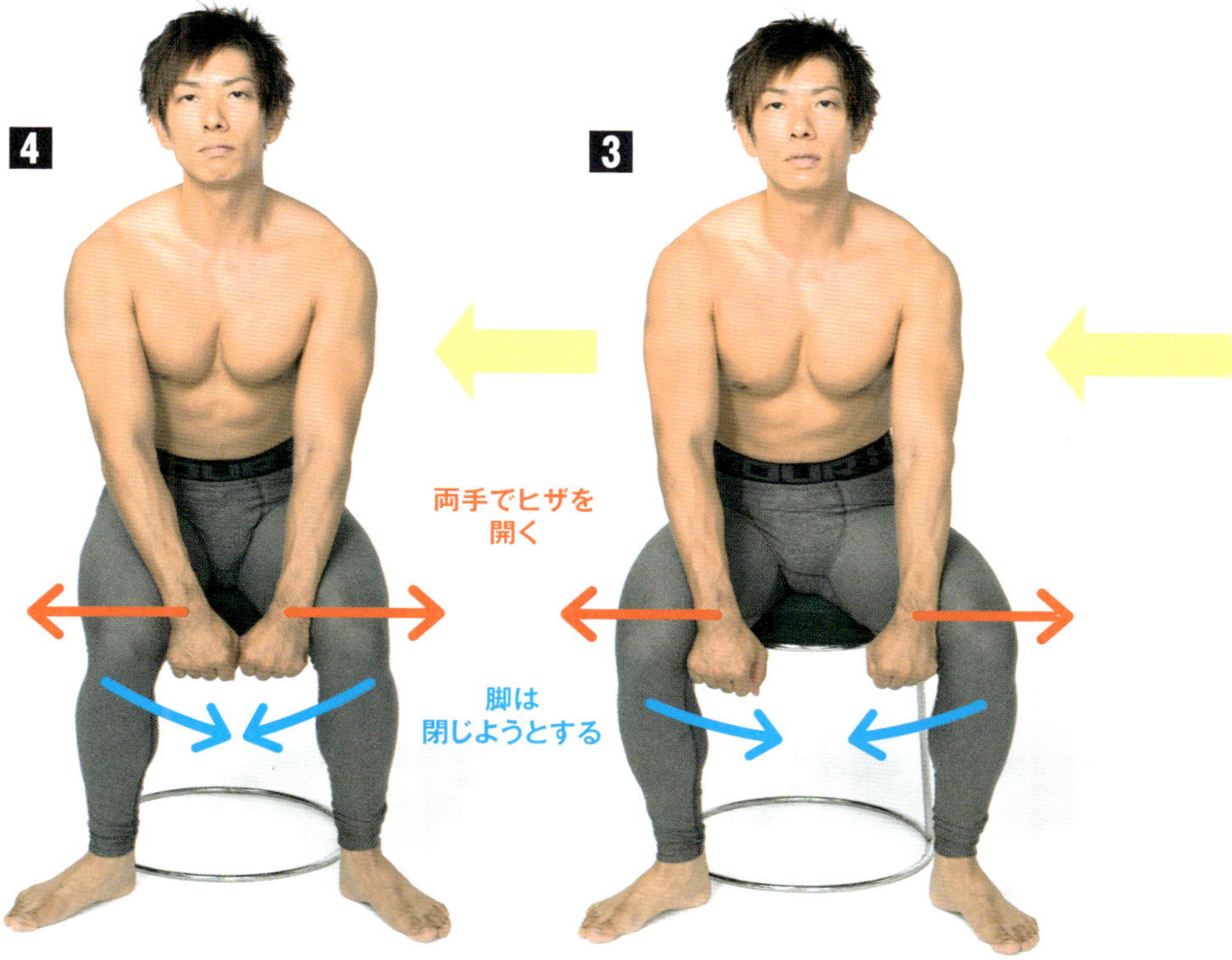

2 脚を開こうとする腕の力にあらがいながら脚を閉じていく。
そこからまた腕の力にあらがいながら脚を開き**1**の体勢に戻る。

太もも内側を強烈に鍛えるペアトレーニング

インナーサイ（ペア）

脚を開こうとするパートナーの力にあらがいながら脚を閉じる動きで
長内転筋を中心とする太もも内側の内転筋群を鍛える。
自分の腕の力を使うより高負荷で内転筋群をハードに鍛えられる。

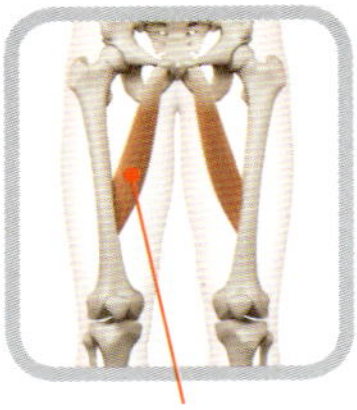

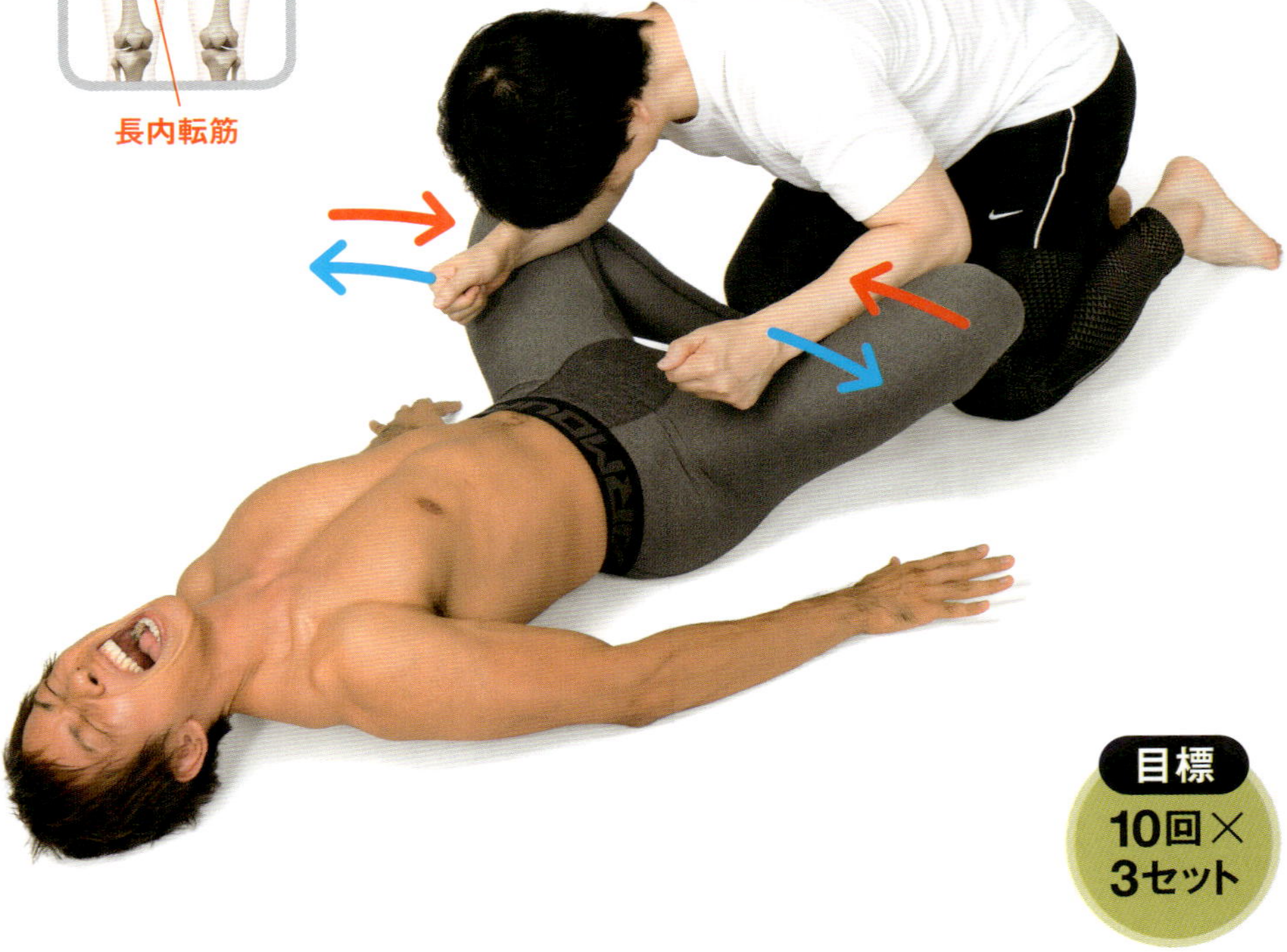

目標
10回×
3セット

1 仰向けで脚を開いた体勢から、パートナーが太もも内側の下部に前腕部を押し当て、腕の力で脚を大きく開く。

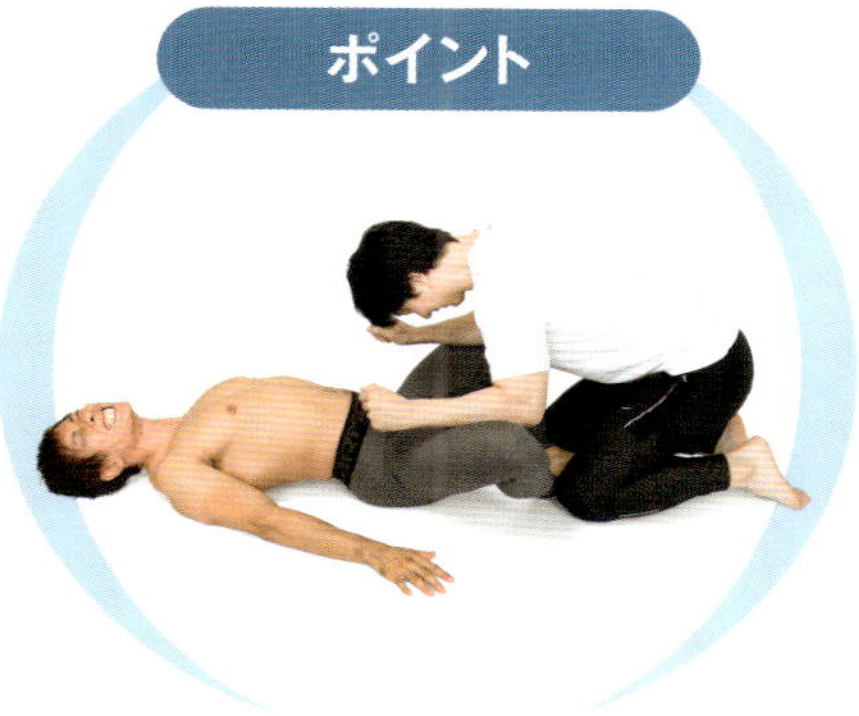

脚を大きく開く

ペアで行うと脚をより大きく開ける。筋肉は力を発揮したまま伸ばされると強く鍛えられるため、パートナーは脚を大きく開いて内転筋群を伸ばす。

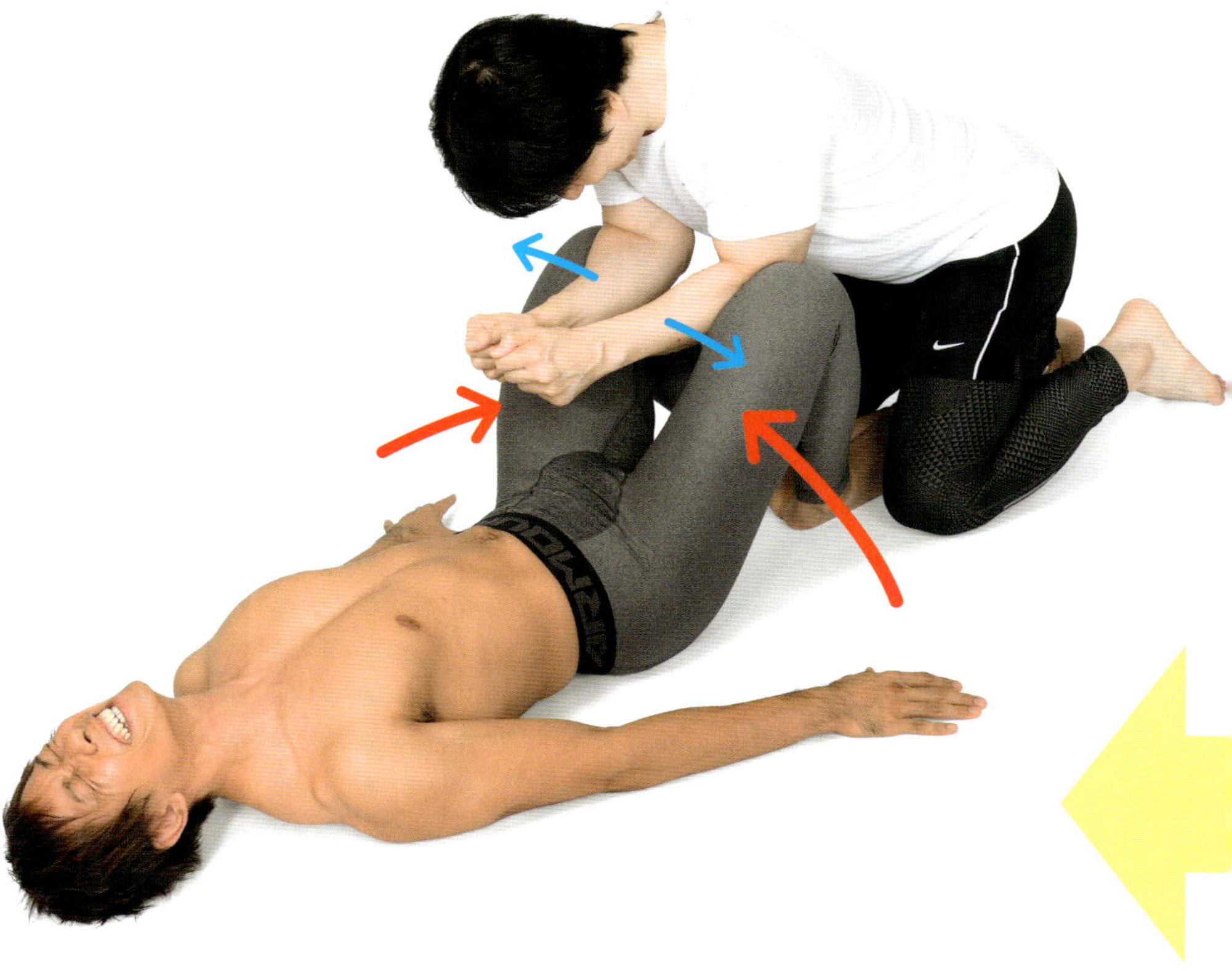

2 脚を開こうとするパートナーの力に抗いながら脚を閉じていく。脚を閉じたら、そこからまた腕の力にあらがいながら脚を開き❶の体勢に戻す。

ふくらはぎを鍛えて下半身の血流低下を防ぐ

カーフレイズ

背伸びをする動きでふくらはぎの筋肉を鍛える。
ふくらはぎが硬くなると下半身の血流が悪くなり
ホルモンの供給量も低下するので要注意。

目標
10回×3セット

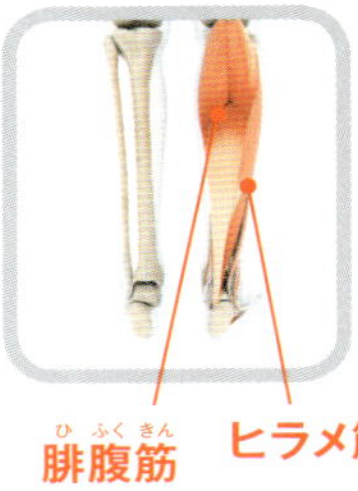

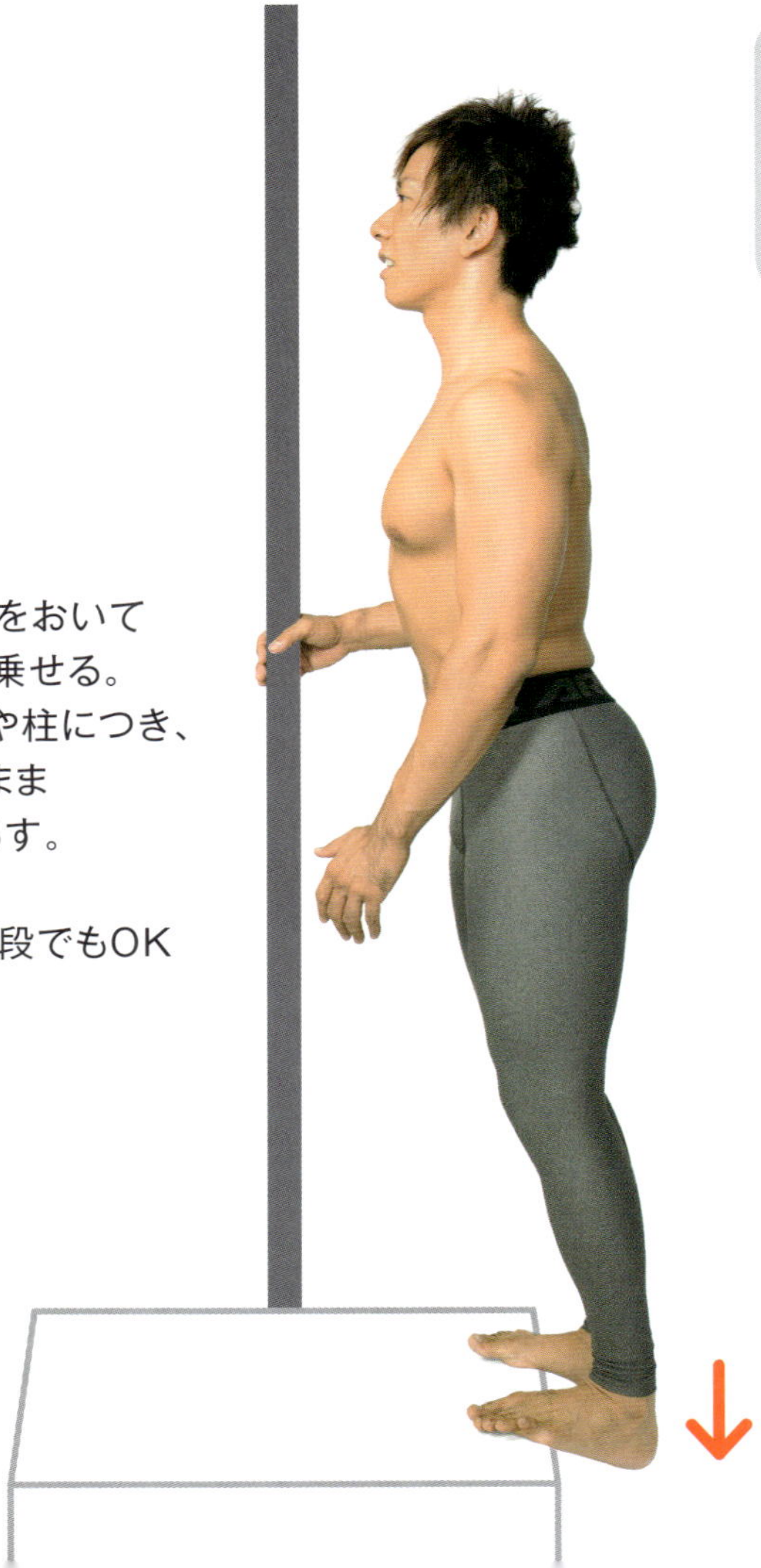

1

壁の前に低い台をおいて
両足のつま先を乗せる。
そこから手を壁や柱につき、
ヒザを伸ばしたまま
カカトを深く下ろす。
家の中なら
玄関の段差や階段でもOK

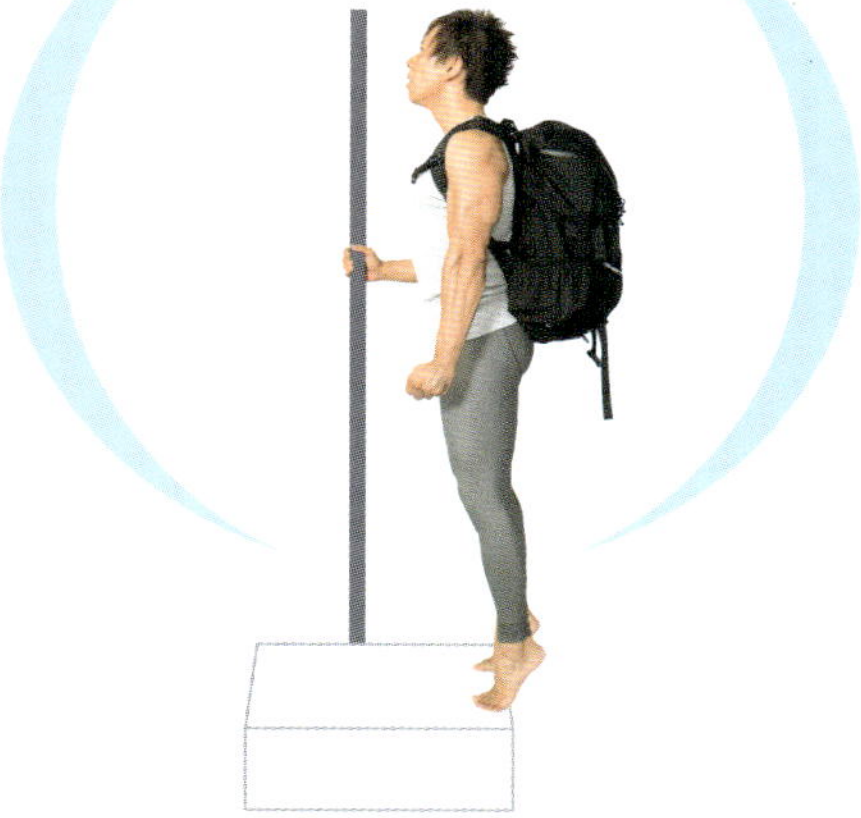

バリエーション

リュックで負荷を上げる

もう少し高負荷で鍛えたいという人は、雑誌などを入れたリュックサックを背負って負荷を上げる。片足で行っても負荷を上げることができる。

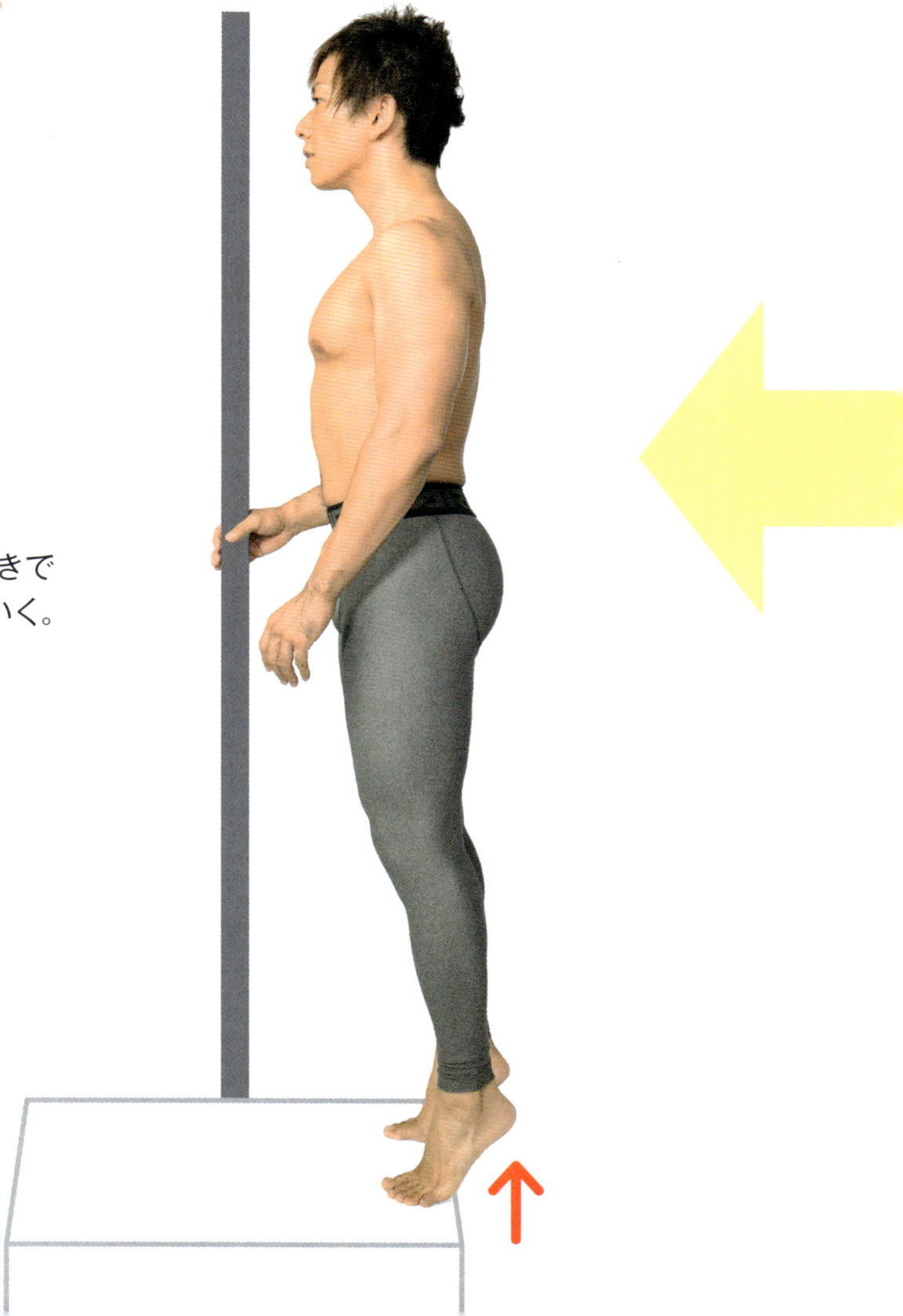

2

ヒザを伸ばしたまま、
つま先立ちになる動きで
カカトを高く上げていく。
足首の動きだけで
体を持ち上げる。

首の付け根を鍛えてテストステロンを増やす

シュラッグ

肩をすくませる動きで首の付け根部分にある僧《ぞう》帽《ぼう》筋《きん》の上部を鍛える。
首から肩、背中まで広がる僧帽筋は上半身の筋肉で最も
テストステロンの分泌を促す受容体が多いとされる筋肉。

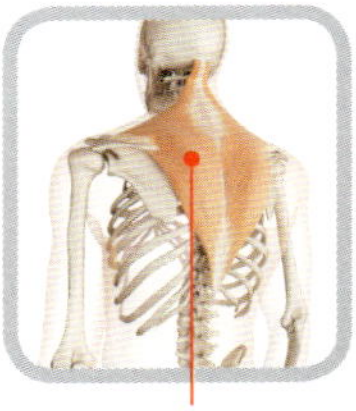

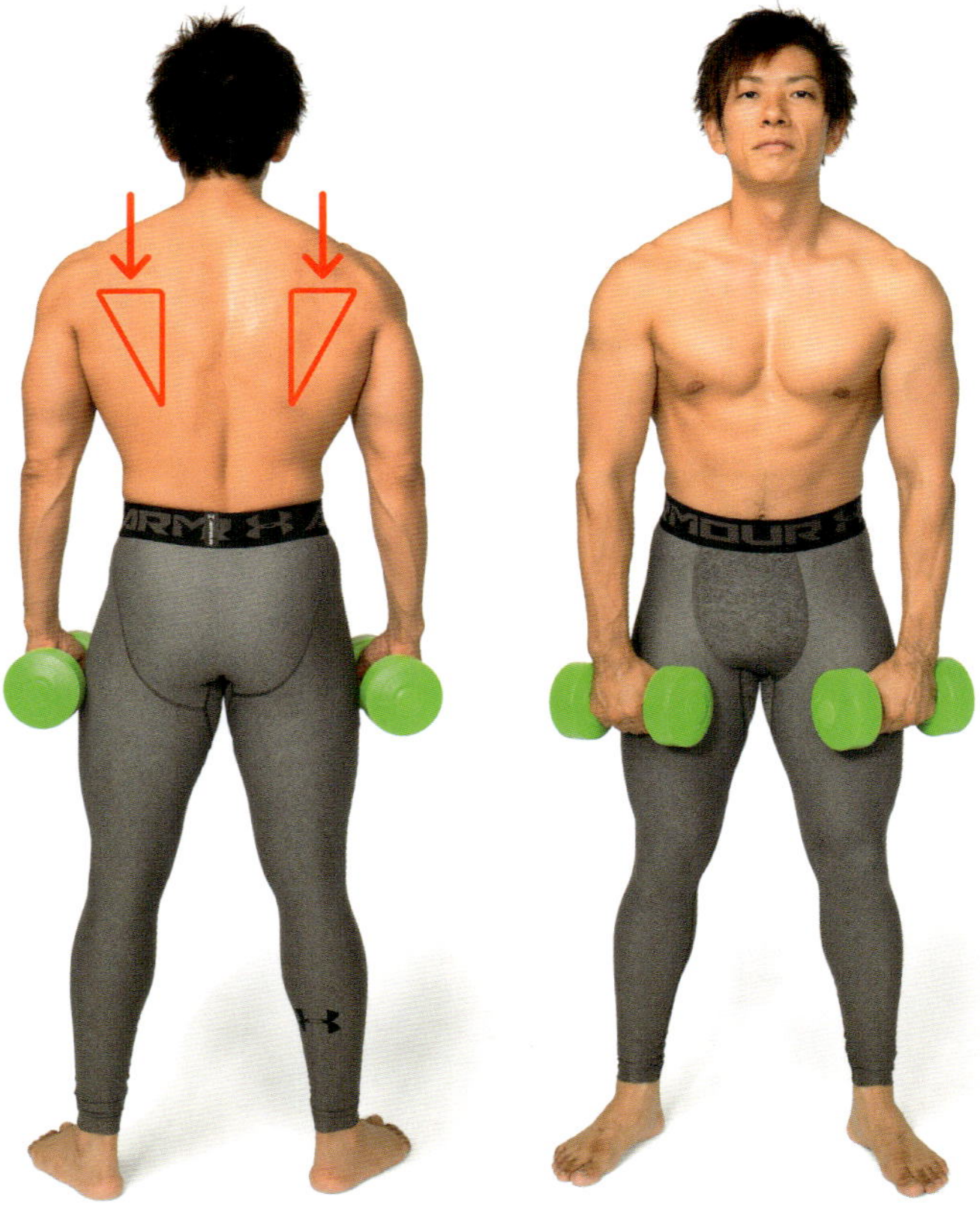

1 両腕を伸ばしてダンベルを持ち、足を腰幅程度に開いて立つ。
ダンベルの重さによって肩甲骨は下がった状態。

バリエーション

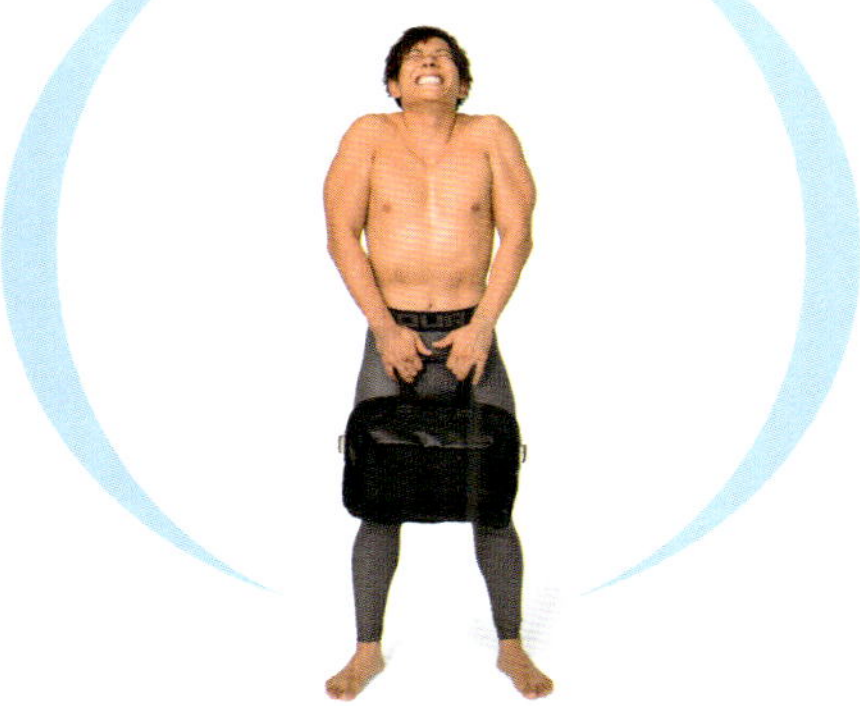

カバンやバッグを使う

家にダンベルがないという人は、本や雑誌を入れて重くしたカバンを両手で持って行う方法もあり。この場合も背すじを伸ばして肩をすくめる。

目標
10回×3セット

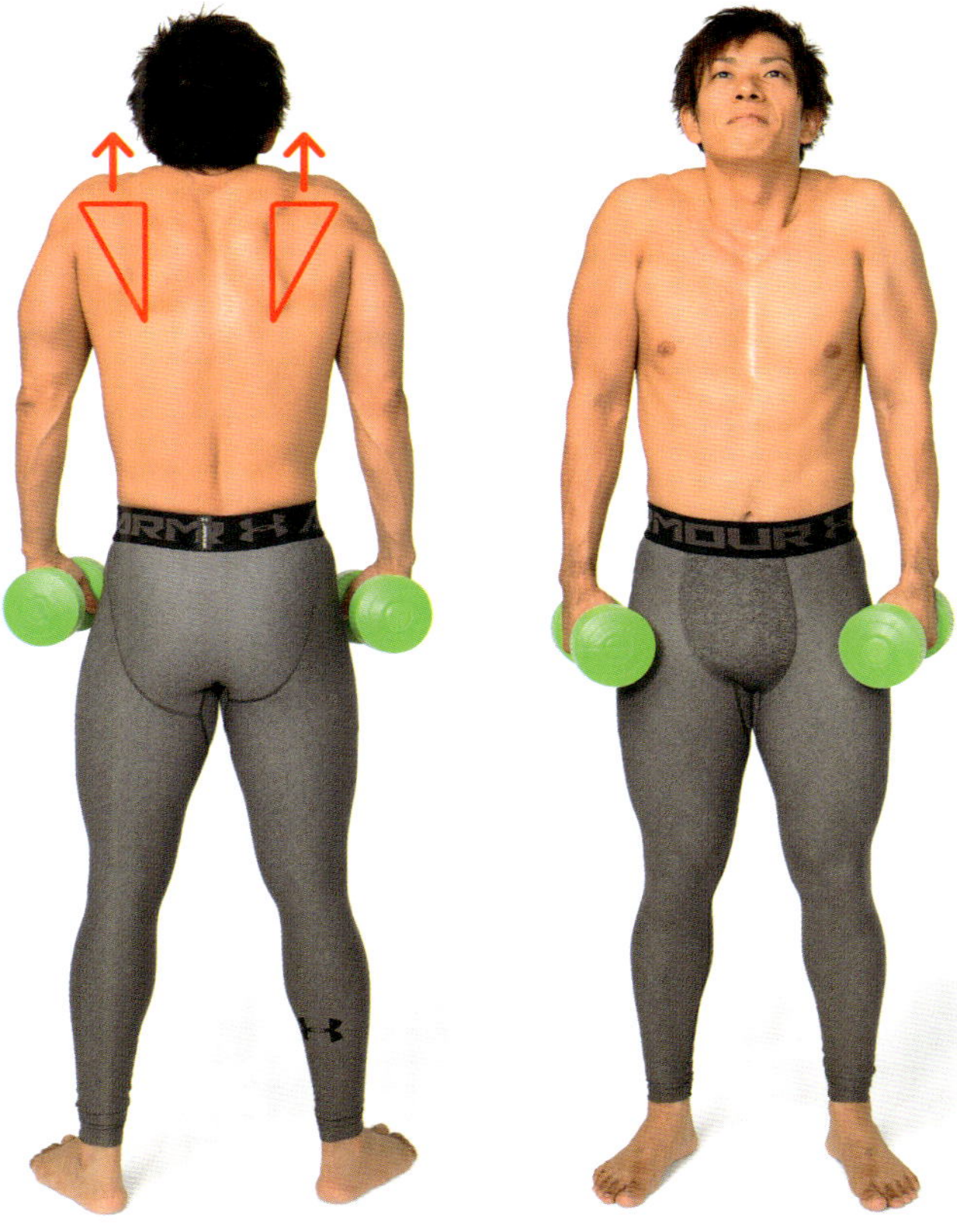

2 背すじを伸ばしたまま、両肩をすくめる動きで
肩甲骨を上方へ持ち上げる。頭部は後傾させて僧帽筋を縮める。

深い胸式呼吸で疲労やストレスの蓄積を防ぐ

深呼吸

胸を張って胸郭を広げ、胸郭の中の肺へ空気を送り込む。
脳や体内の細胞へ十分な酸素を供給することによって
酸欠による疲労やストレスの蓄積を防ぐ効果がある。

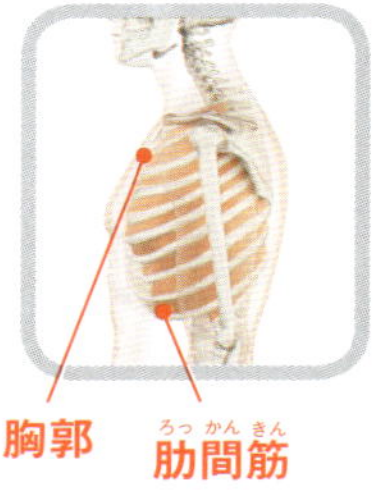

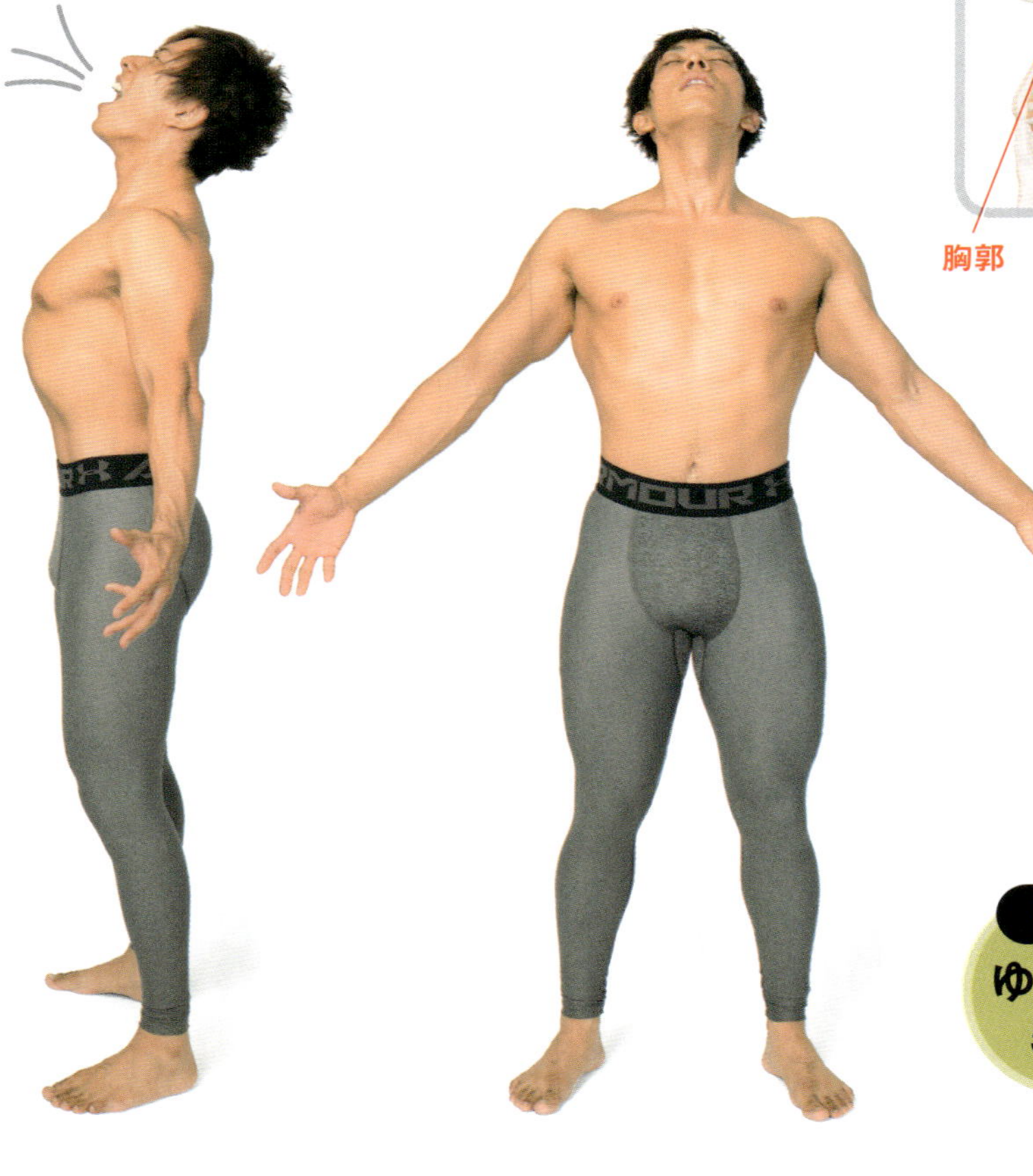

目標
**ゆっくり
5回**

1 両腕を大きく広げながら、背すじを伸ばして胸を開き、
息をゆっくりたくさん吸い込んでいく。

ポイント

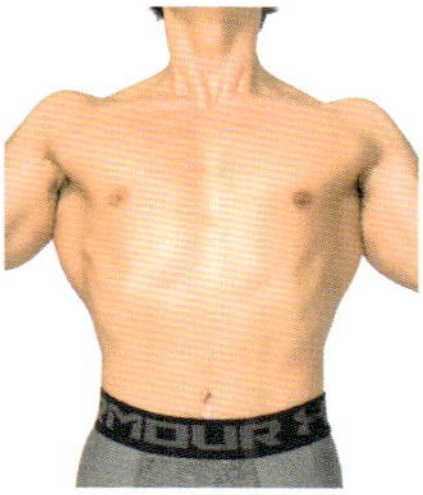

胸郭を大きく広げる

ここはあえて、息を吸ってお腹が膨らむ腹式呼吸ではなく、胸式呼吸で胸郭および肋骨と肋骨の間を広げる。胸を張ることでコルチゾールの分泌量も減らせる。

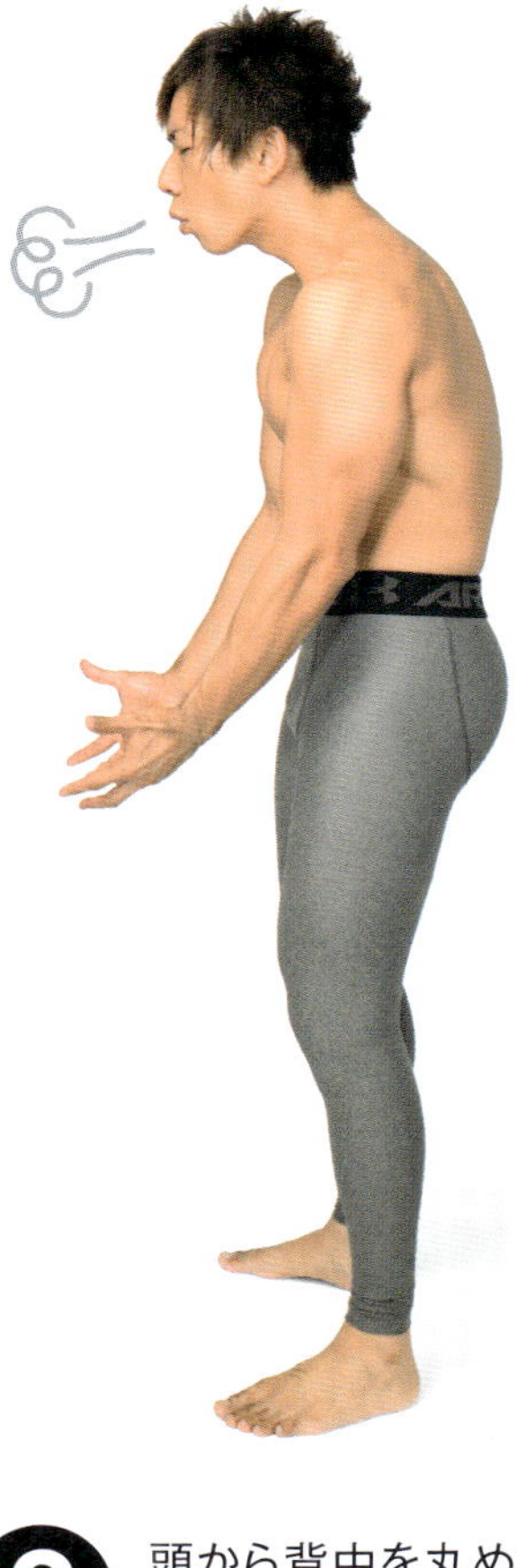

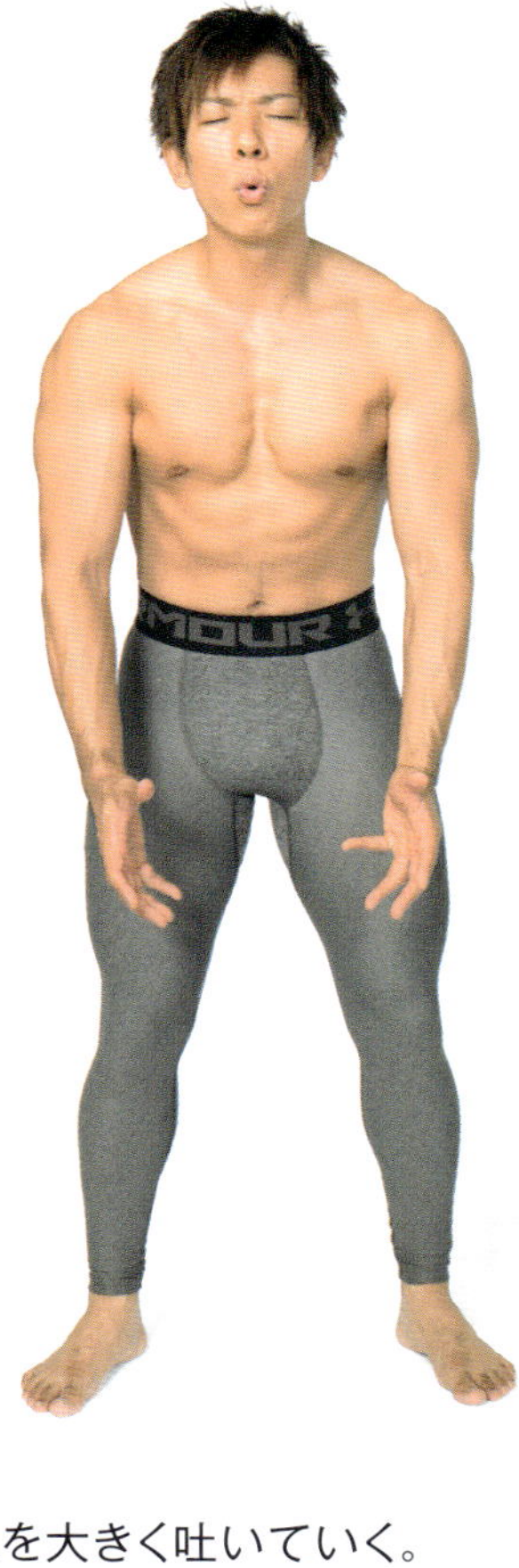

2 頭から背中を丸めながら息を大きく吐いていく。
背中を丸めることで胸郭が収縮し、息をしっかり吐き出せる。

肩コリを予防・緩和するため万歳三唱

連続バンザイ

バンザイする動きを繰り返し、肩を覆う三角筋や、
肩甲骨まわりにある細かい筋肉をほぐして、
ストレスにつながる肩コリを予防、緩和する。

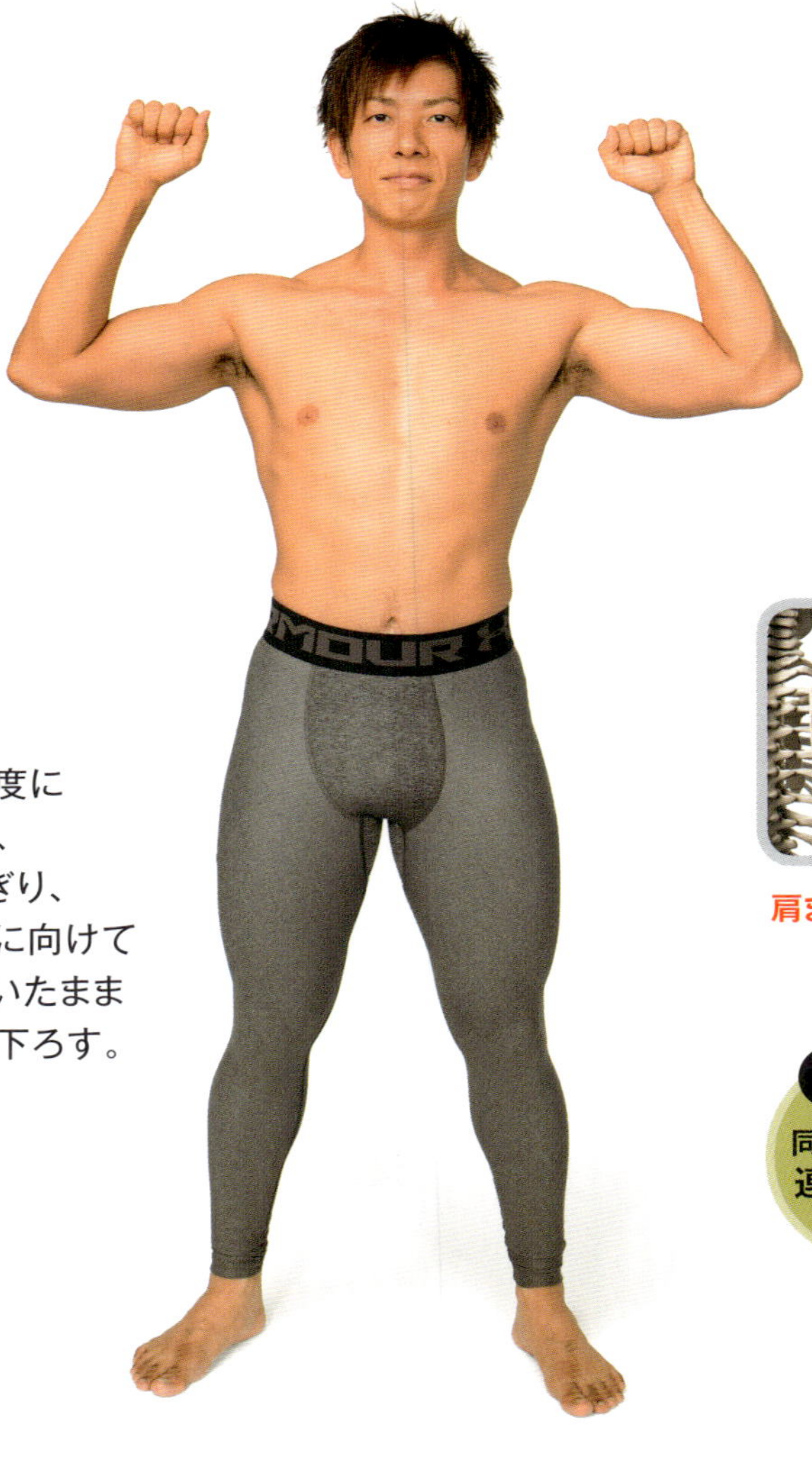

1

足を腰幅程度に
開いて立ち、
手を軽くにぎり、
手の平を前に向けて
両ヒジを開いたまま
体の側面で下ろす。

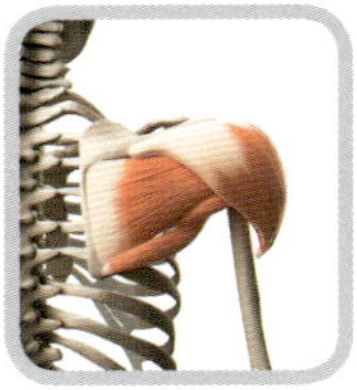

肩まわりの筋肉

目標
同じテンポで
連続20回

ポイント

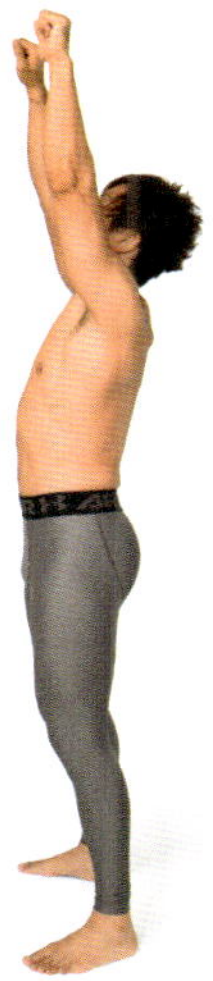

手の平を前に向ける

手の平を前に向けて腕を振り上げることで、肩関節と肩甲骨が同時に可動されるため、肩の三角筋や肩甲骨まわりの筋肉がストレッチされる。

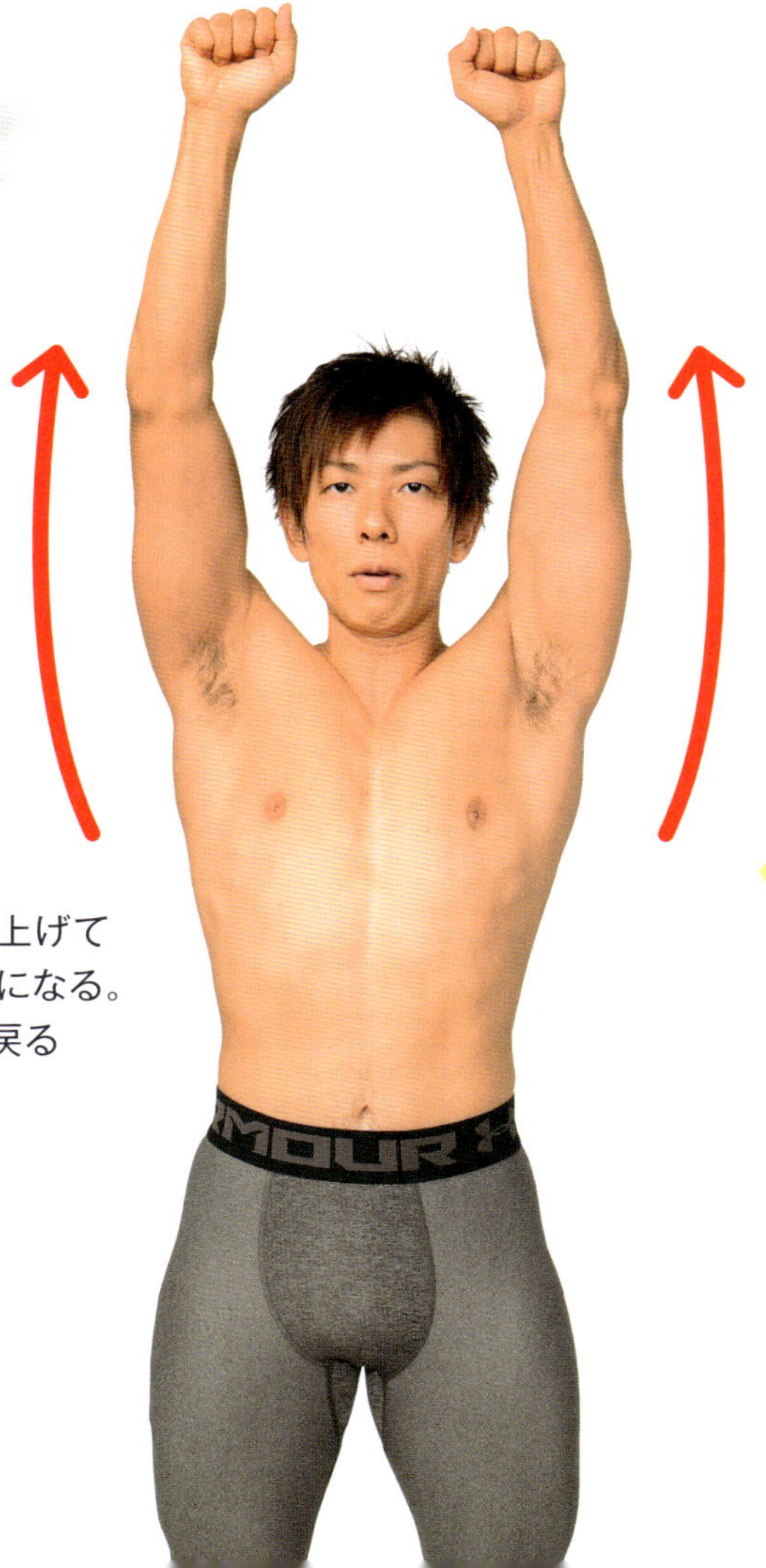

❷

手の平を
前に向けたまま
両腕を頭上へ振り上げて
バンザイのポーズになる。
そこからまた❶に戻る

末端の神経・筋肉にスイッチを入れる

連続グーパー

コブシを握って開く動きを繰り返すことによって
末端の神経や筋肉に刺激を入れる簡単エクササイズ。
起床後に行うと寝ている脳と体を目覚めさせる効果がある。

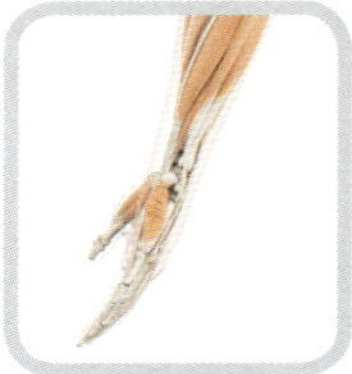

前腕の神経と筋肉

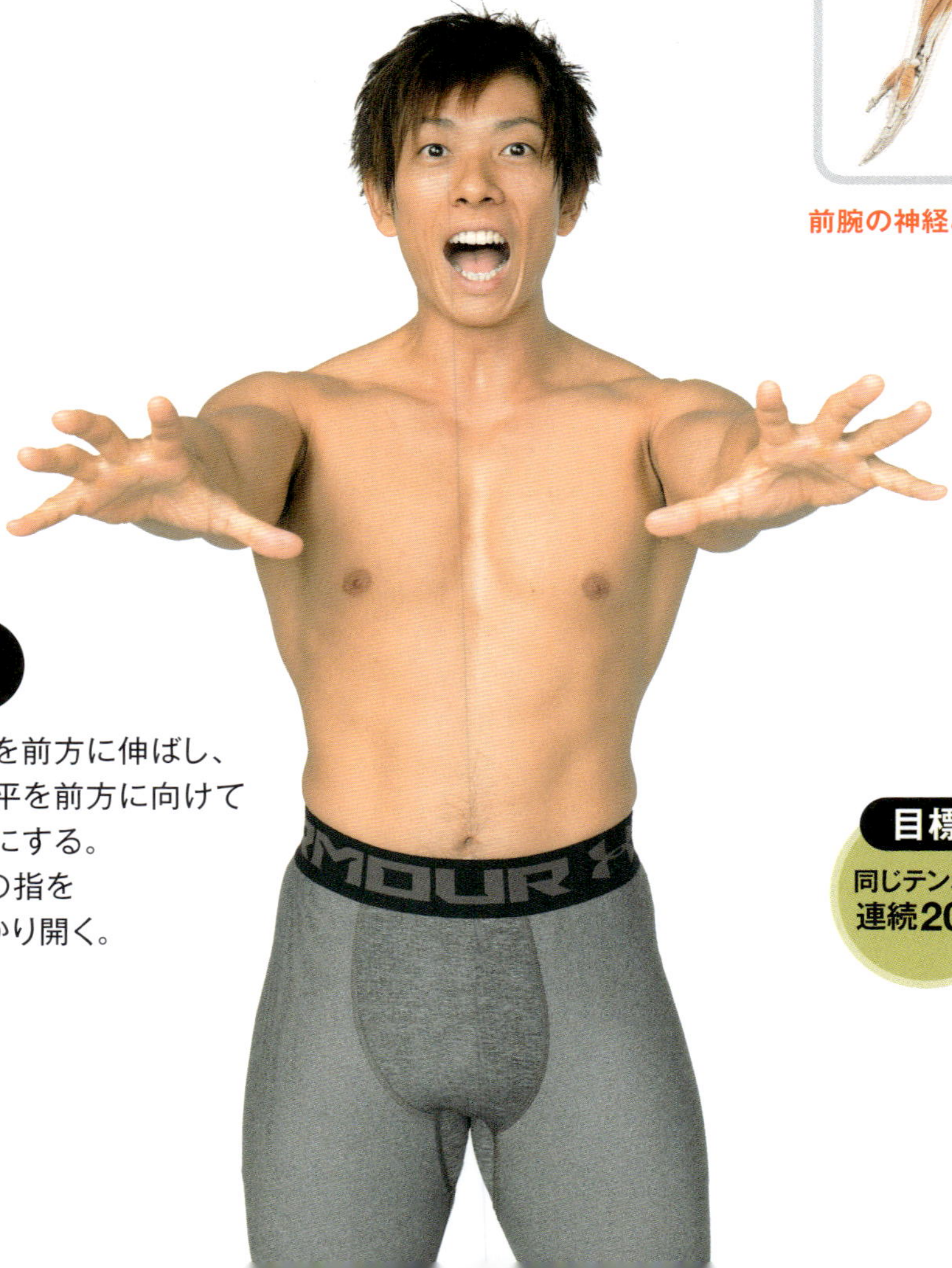

1

両腕を前方に伸ばし、
手の平を前方に向けて
パーにする。
5本の指を
しっかり開く。

目標

同じテンポで
連続20回

ポイント

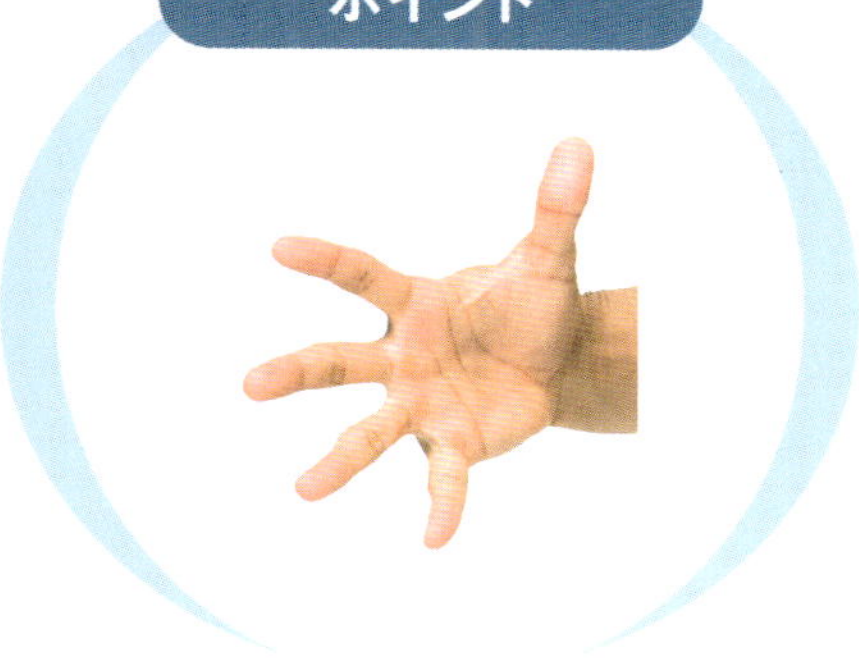

5本の指をしっかり開く

コブシを握ってグーにする動きだけでなく、指を開いてパーにする動きも重要。指と指の間もしっかり開いて手の平が伸びるまで大きく広げる。

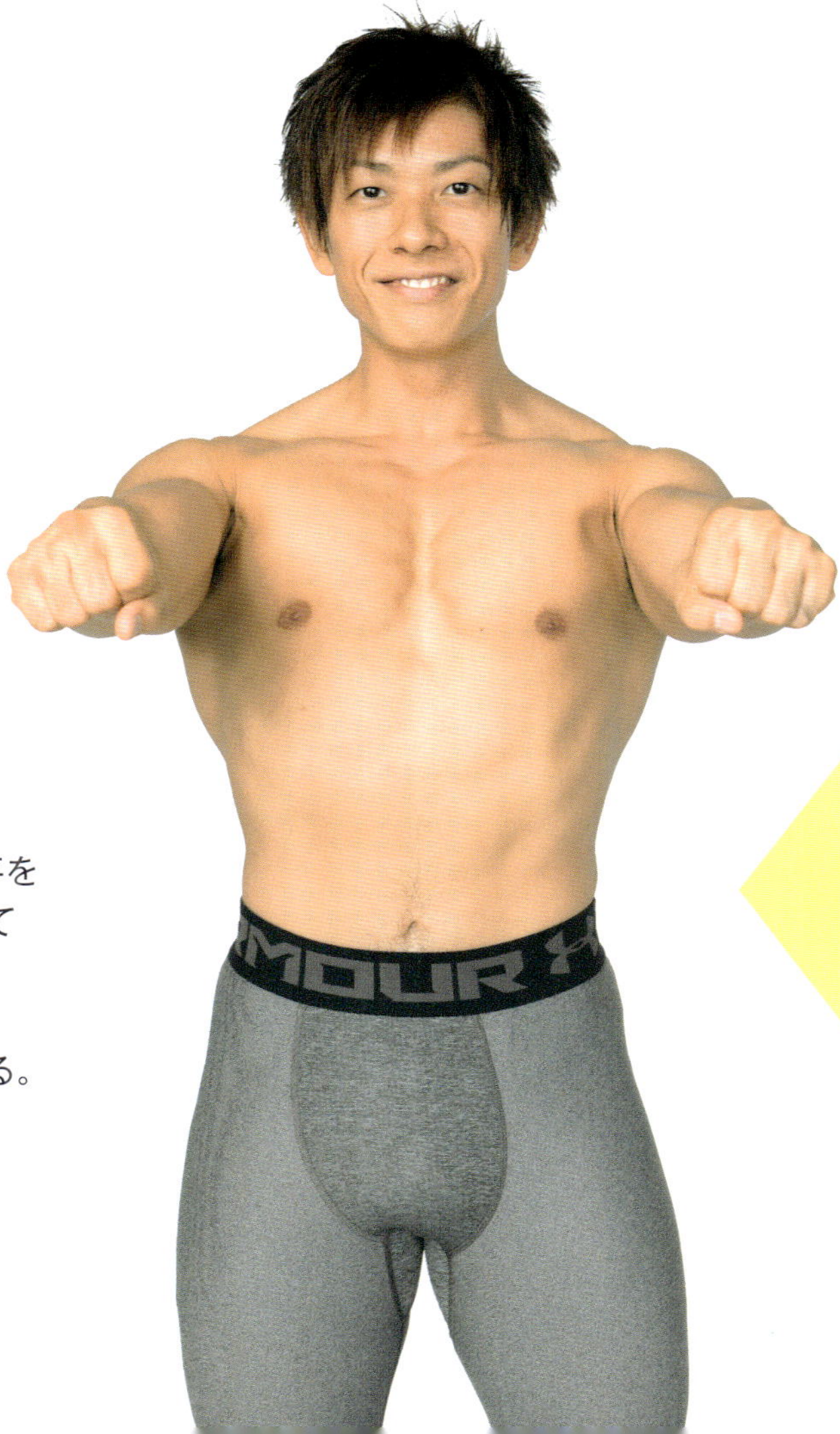

2

開いた手の平をギュッと握ってグーにする。5本の指をしっかり閉じる。

フィットネスジムに行ってみよう

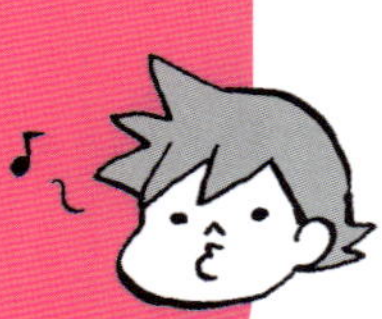

本章で紹介している種目を続けていれば、自宅にいながらにしてボッキ力を高める筋肉をしっかり鍛えることができます。「片足スクワット」（P74）や「片足ヒップリフト」（P76）のようにややハードな種目は、負荷を下げたフォームも解説しているので、体力レベルに合わせてチョイスしてください(^0^)

基本的には、各種目とも週2回行うことを目標としていますが、1日に多くの種目を行うやり方でも、毎日1〜2種目行うやり方でもどちらでもOKです。ただし、同じ種目を週2回実施する場合は、筋肉の疲労を回復させるため48時間以上空けて行うこと。筋肉は疲労回復期間に成長するので、同じ種目を連日行っても筋肉に疲労が蓄積し、逆に成長が妨げられるリスクがあります。

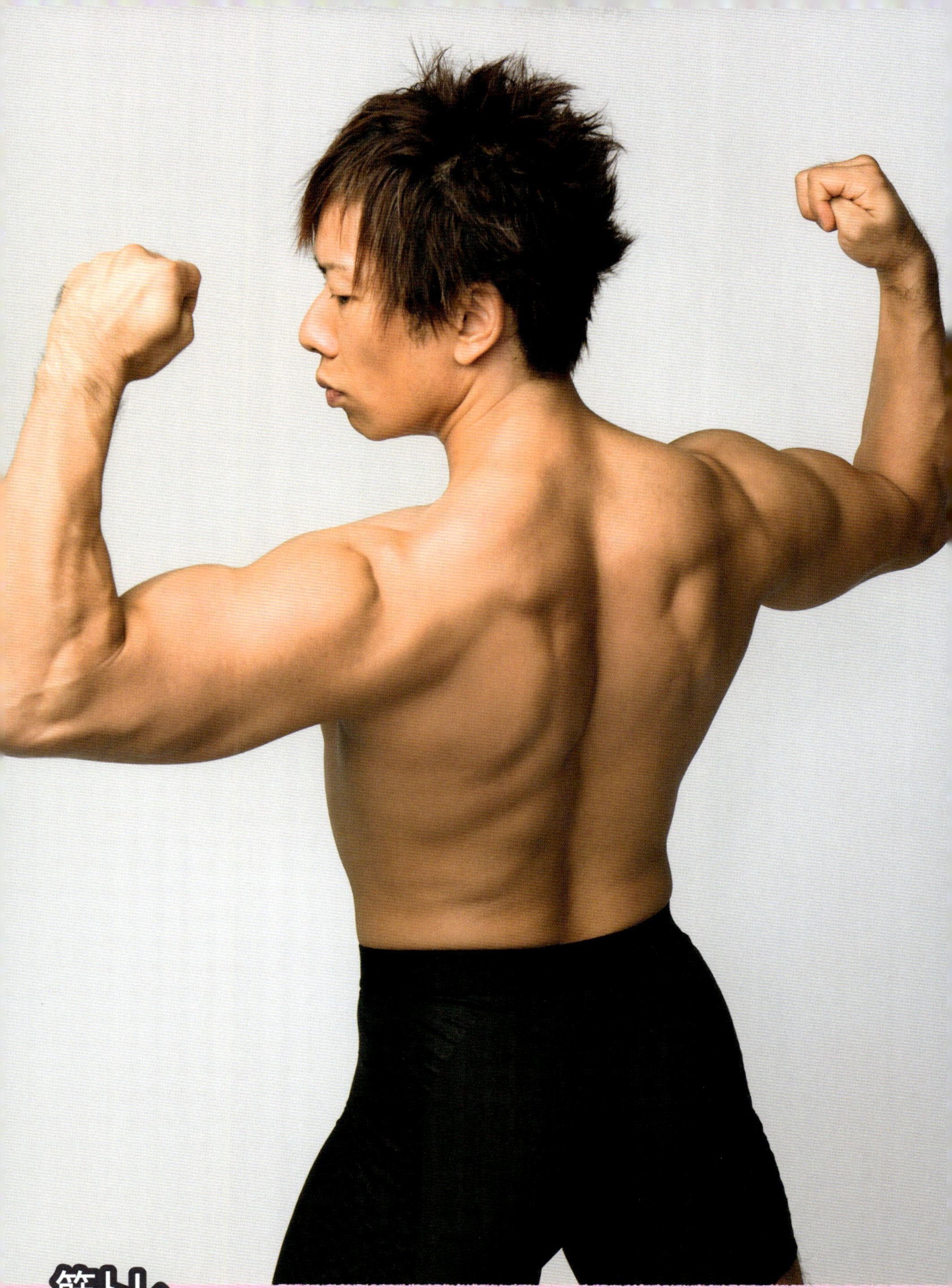

筋トレめも

インクラインベンチをしてて
「気持ちいいー！　気持ちいいー！」と叫んでいる人を見たことがある。

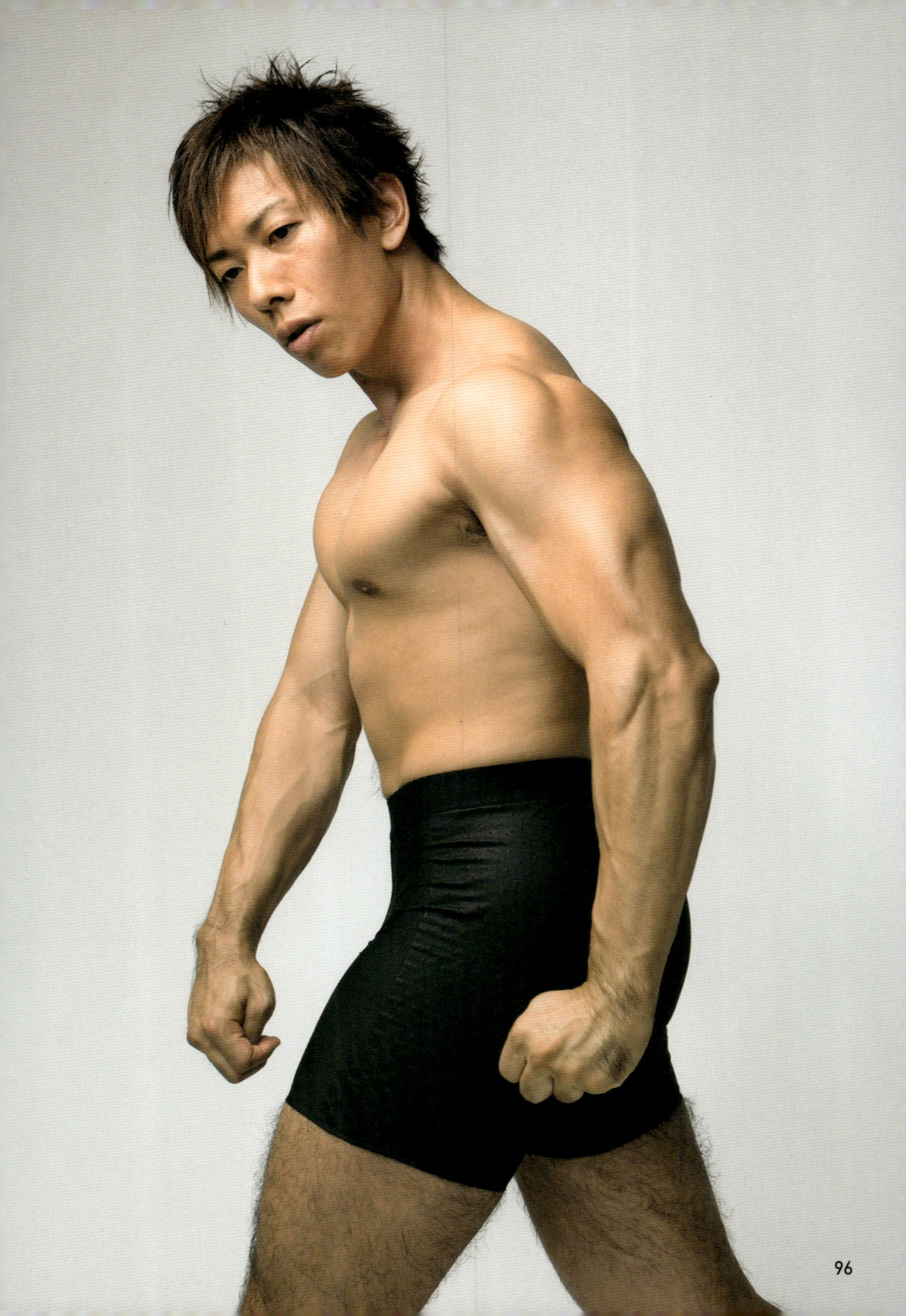

体に酸素を取り込む「深呼吸」（Ｐ88）や、肩コリの予防、緩和につながる「連続バンザイ」（Ｐ90）などはストレッチ的な要素が大きいので、できれば毎日行いましょう。「連続グーパー」（Ｐ92）は一応握力の筋トレになりますが、負荷が小さいので僕と同じように毎朝起床後に実施するか、気が付いたときに行うことをオススメします。

忙しくてジムなどに通う暇がないという人にとっては、自宅でのトレーニングが手軽で便利。ジムへ行く時間も、毎月の会費もかかりません。それでも自宅での筋トレに物足りなさを感じたり、モチベーションがなくなってきたら、ジムに行くことを考えてみてはいかがでしょうか。

ジムに行く最大のメリットは、トレーニングに対するモチベーションが高まることです。

自宅で黙々と筋トレに励むということはなかなかの精神力が必要ですが、ジムに足を運ぶと、まわりの人に刺激され自然と〝自分もやらなきゃ〟という気持ちと〝やんなきゃ損だ！〟という気持ちにさせられるんですよね。

そして、お手本となるトレーニング上級者もたくさんいらっしゃいますし。

筋トレめも　デカければデカいほど、うちのジムでは偉い。

人のトレーニングを見ているだけでも勉強になるのです。

また、いろーんなトレーニングマシンがあるので飽きがきにくいですし、同じ筋肉でもさまざまな刺激を与えられるので筋肉も成長しやすいです。

僕は撮影の合間でも時間があればジムに行きます。

力・声・汗を出すとストレス発散にもなりますし、なによりリフレッシュできて、元気が出てくるんです！

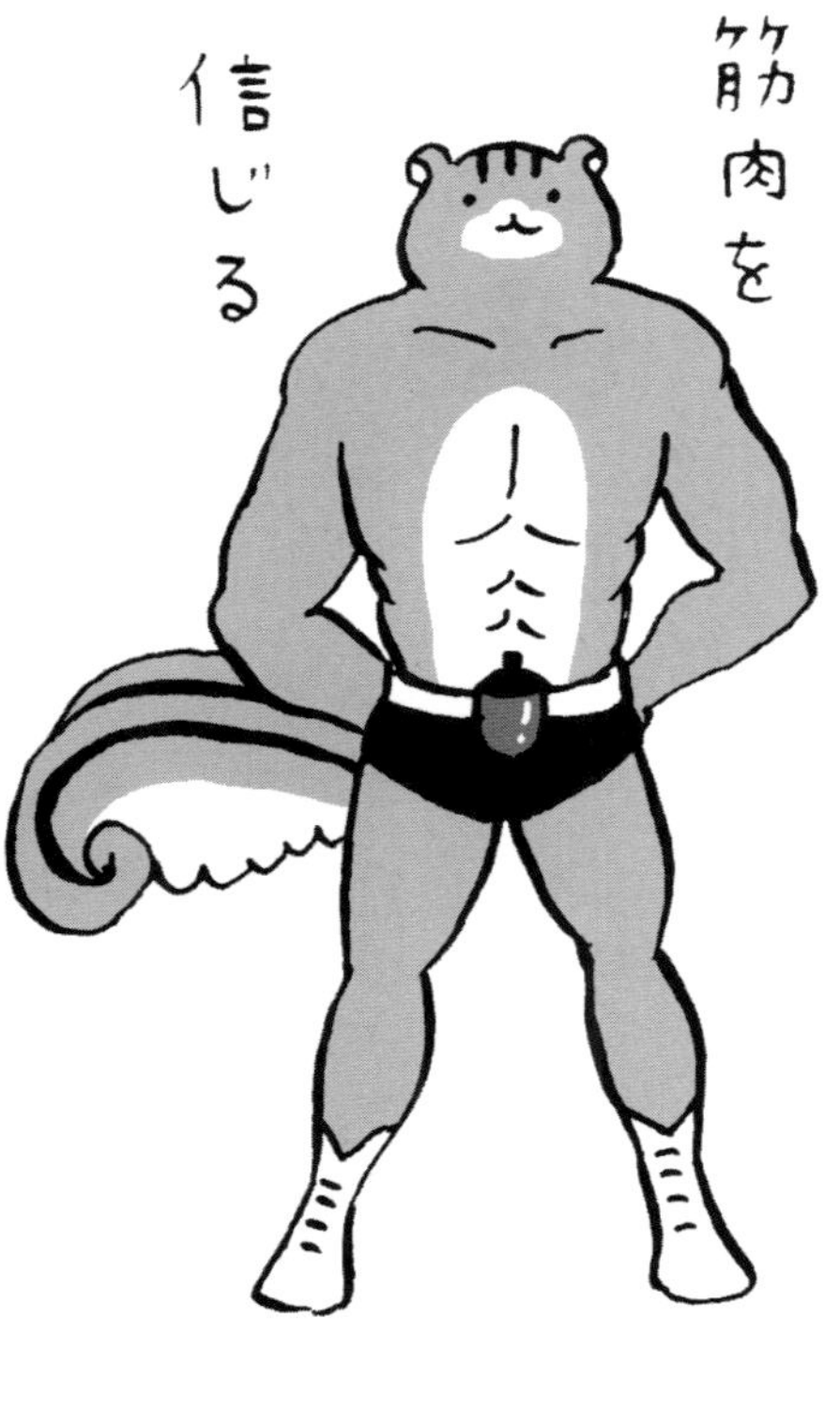

筋トレめも

年間の鶏肉消費量が2000羽を超える猛者がいる。

その人は鶏肉を食べ過ぎて顔が鳥のようになっている。

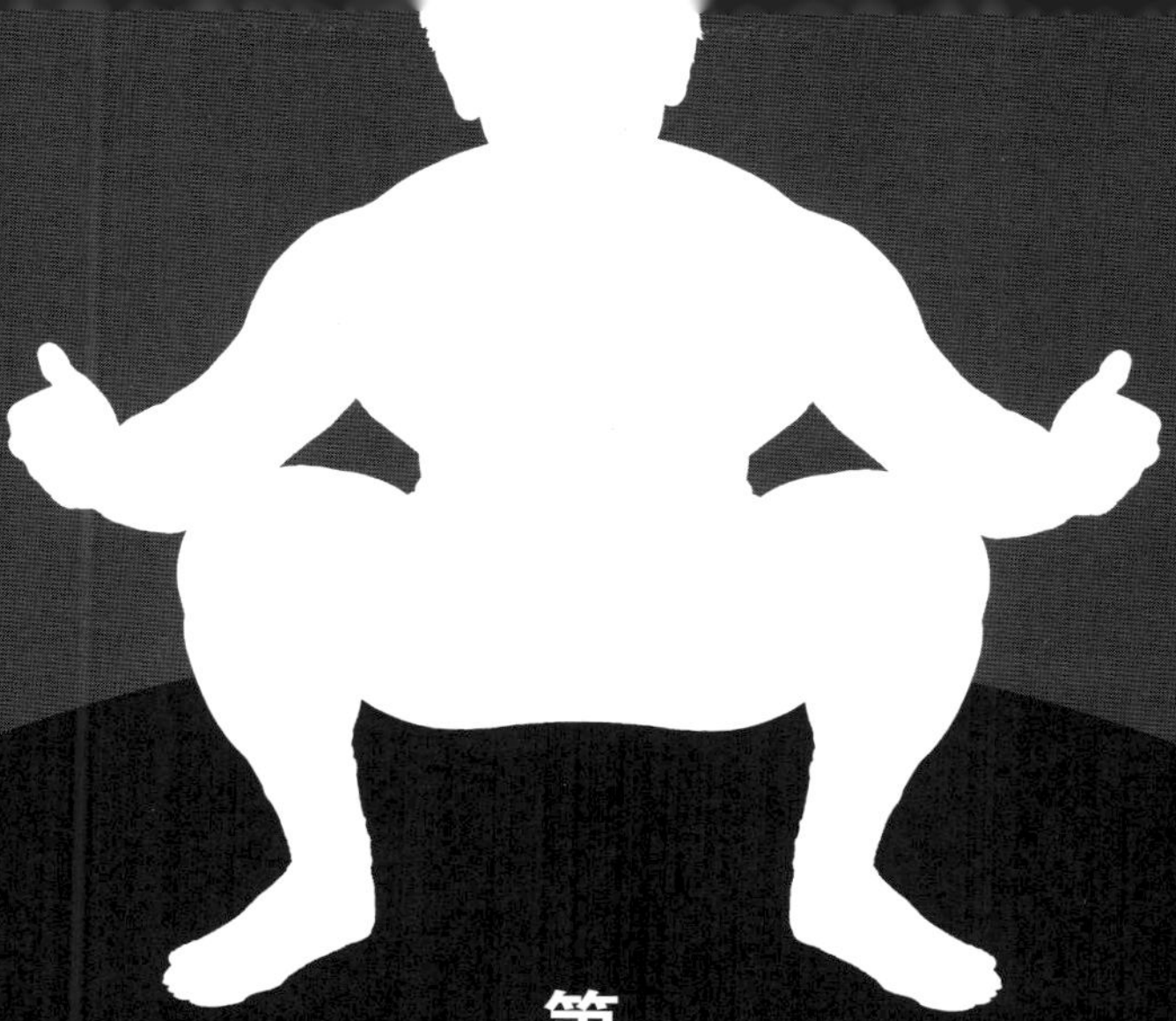

第4章

ダイエットになり、ボッキ力を高める食事法

「食」という字は、「人」を「良くする」と書く！

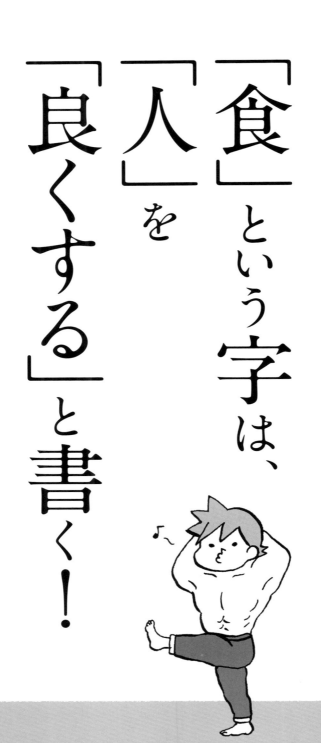

ダイエットは食事が9割

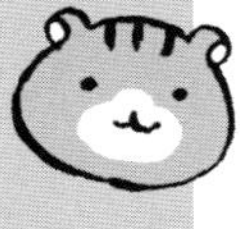

太る、太らないの仕組みはいたってシンプル。摂取するカロリー（エネルギー）より消費するカロリーが多ければ、体脂肪がエネルギーとして燃焼されます。逆に消費カロリーより摂取カロリーが多ければ、余分なエネルギーが体脂肪として蓄積されます。

まぁ、カロリーといっても水の温度を1度上げるのに必要な熱量を示しているだけで、それを人間に当てはめるのは乱暴ではありますが、数字はわかりやすいのでここでは乗っかっておきましょう！（だって赤身肉の100キロカロリーとポテトチップスの100キロカロリーでは、……体の喜び方が違いますよね）。

第2章でもふれましたが（P49〜52）、太るとテストステロンの分泌は低下するので、脂肪が付かないように注意することもボッキ力を向上させるポイント。**体脂肪率が高くなるとボッキ力は弱くなります。**

筋トレめも 追い込み過ぎた脚の日は、杖が欲しくなる。

ただし、ボッキ力を高めるには、ただ脂肪や体重を減らせばいいというわけではありません。筋肉まで痩せて貧弱になったら本末転倒。
筋肉を維持して脂肪を減らしていくのが体作りの目標です。

ダイエットというと運動によって痩せるイメージがありますが、個人的な見解を言わせもらえば**食事が99%、運動はせいぜい1%**といったところでしょうか。**成人男性が脂肪を1キロ落とすには、フルマラソンを3回走らないと落ちない**計算です。

ですから、運動で消費カロリーを増やすより、食事で摂取カロリーを減らすほうが間違いなく調整しやすく効率的なんです。

運動やトレーニングで痩せようとしても、頑張った割に効果があまり現れず挫折する人がほとんどです。運動やトレーニングを始めた理由が「ダイエット」という人は挫折しやすいマインドの持ち主と言えましょう。

ちなみに僕の筋トレをするときのマインドは「脳・神経・臓器・血肉！　さぁみんなで会話をするぞ！」というもので、痩せる云々はほとんどありません。

「ダイエット」を目的にしている場合は、食生活を変えたほうが脂肪は確実に落

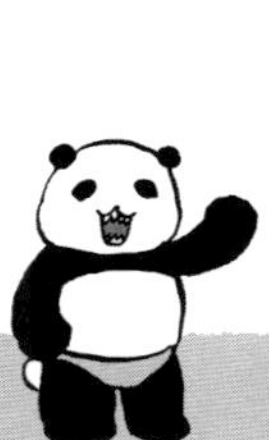

とせます。

食事で脂肪を落とすには、やはりタンパク質や糖質（炭水化物）、脂質の摂取量をしっかりと計算することが基本。

そして糖質は、摂取量もさることながら「何の食材から摂るか」が意外に重要だったりします。

糖質を含む食品には、大きく分けて「高ＧＩ食品」と「低ＧＩ食品」があります。ＧＩとは「グリセミック・インデックス」の略で食後の血糖値上昇レベルを示す指標。ＧＩ値が高い食品を食べると血糖値が急激に上昇し、それを抑えるためにインスリンというホルモンが過剰に分泌されます。

インスリンには脂肪の生成を促進する作用があるため、過剰に分泌されると体脂肪の増加につながる、というわけです。

逆にＧＩ値が低い食品を食べていると血糖値は上がりにくいので、同じカロリーを摂取しても、高ＧＩ食品より低ＧＩ食品のほうが脂肪は付きにくいのです。

高ＧＩ食品はそれほど多くなく、白米やパン、麺類、じゃがいも、にんじん、とうもろこし、砂糖の入った食品など。

筋トレめも　鶏肉をジューサーにかけて飲み込んでいる人を見た。

炭水化物でも玄米やライ麦パン、そばなどは比較的低GI値となっています。最近、白米の代わりに玄米や五穀米を食べる人が増えているのも低GI食品だからなんですね。

でもさ！　白米食いたいじゃん！

だから僕はもりもり食べてます！　食べるタイミングさえ間違えなければ大丈夫！　ダイエットしたくても、無理な糖質制限はストレスになるだけ！　無理に我慢はせず、食生活に低GI食品をうまく取り入れていきましょう。

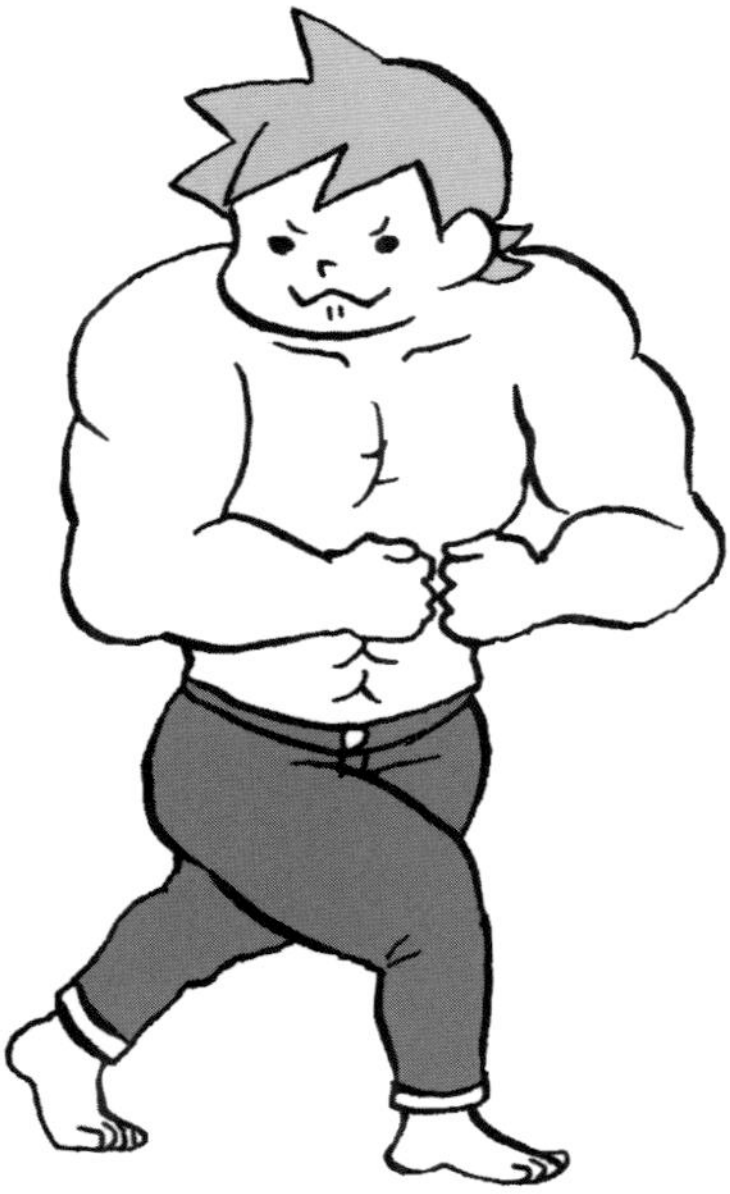

筋トレめも

大会前のビルダーが
「スイカを食べたら止まらなくて、皮まで食べちゃったよ」と泣いていた。

しみけんオリジナル「ボッキ飯」

僕にはオリジナルの「ボッキ飯」があります。Ｐ38で、お弁当を作って撮影現場に持参していると書きましたが、そのお弁当こそ、僕の精力と性欲の源……と言ったら大げさなのですが、それがボッキ飯なのです。

ボッキ飯のベースは野菜です。ブロッコリー、にんじん、ほうれん草、キャベツ、ミニトマト、オクラ、かぼちゃ、スプラウト。ときにはそこにキノコ、ささみソーセージ、山芋を加えます。たまに鶏むね肉やささみ肉を切って入れたり。

野菜やキノコで体に必要なビタミン、ミネラル、食物繊維を吸収し、高タンパク低脂肪のささみソーセージでタンパク質もしっかり摂取。そして山芋にはテストステロンの材料となるデヒドロエピアンドロステロン（ＤＨＥＡ）と似た作用を持つ成分（ジオスゲニン）が含まれているため、これもボッキ力向上には欠かせない食材となります（ちなみにジオスゲニンにはアルツハイマー型認知症を予防する働きもあるとも言われています）。

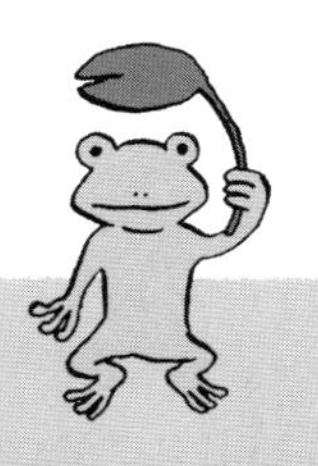

これらの食材をひと口大に手でちぎり（料理が得意ではないので冷凍食品の野菜やカット野菜を買ってくることも多い）、シリコンスチーマーに入れてレンジでチンすれば完成!!

毎朝、2食分くらいを作り、タッパーに入れてお弁当っぽくします。食材は多いものの、調理の手間はほとんどないので慣れたら15分もあれば作れます。

ボッキ飯は基本的に味付けしません。

理由は「夜に味の濃いものを食べるのが好きだから、朝・昼くらいは気を使って……」といったところでしょうか。

味よりも栄養面や手軽さを重視していますが、ボッキ力を高めるために僕が研究を重ねてたどり着いた自慢（？）の食材たちです。

夜はラーメン、焼き肉、韓国料理、イタリアン、中華など何でも食べますが、食べる前にボッキ飯を少し食べてから行きます。

そうすると脂などの吸収が穏やかになるので、〝なんとなく〟太らなさそうなイメージ。僕はこれを「（内臓に）草を敷く」なんて呼んでいます。

筋トレめも

トレーニーは、お酒を一緒に飲んだら、ではなく「一緒にトレーニングしたら」仲間という意識。

僕がほぼ毎日、夜ご飯の前に「(胃の中に) 草敷きてぇ!」とか「草敷いてないからちょっと待って」なんて言うもんですから、僕のまわりの人たちも「草を敷く」という言葉を使うようになりました＼(’▽’)/

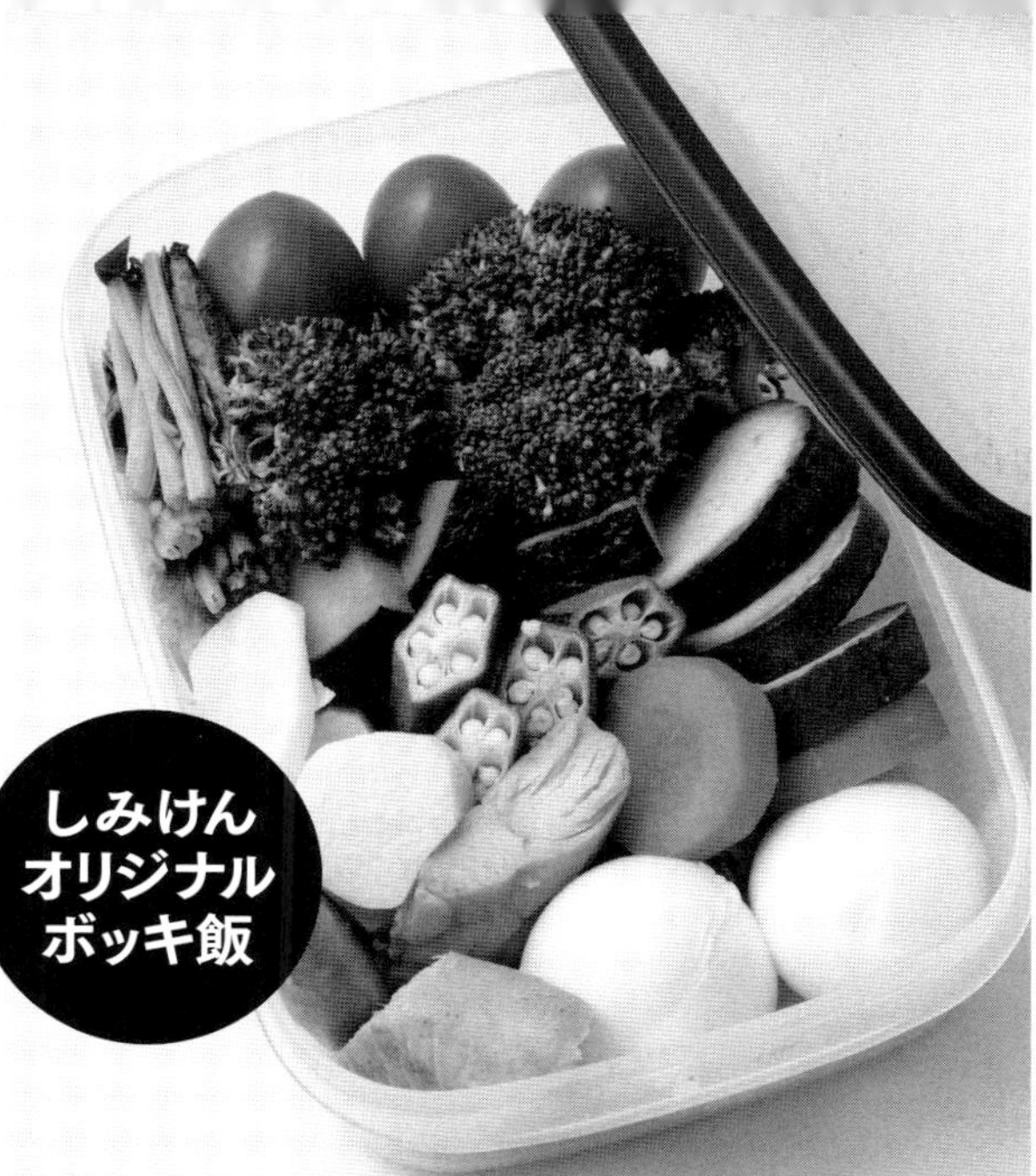

ある日のボッキ飯

ブロッコリー、にんじん、ほうれん草、ミニトマト、山芋、オクラ、かぼちゃ、さつま芋、ゆで卵、ささみソーセージ。日によってキノコ、スプラウト、キャベツなど

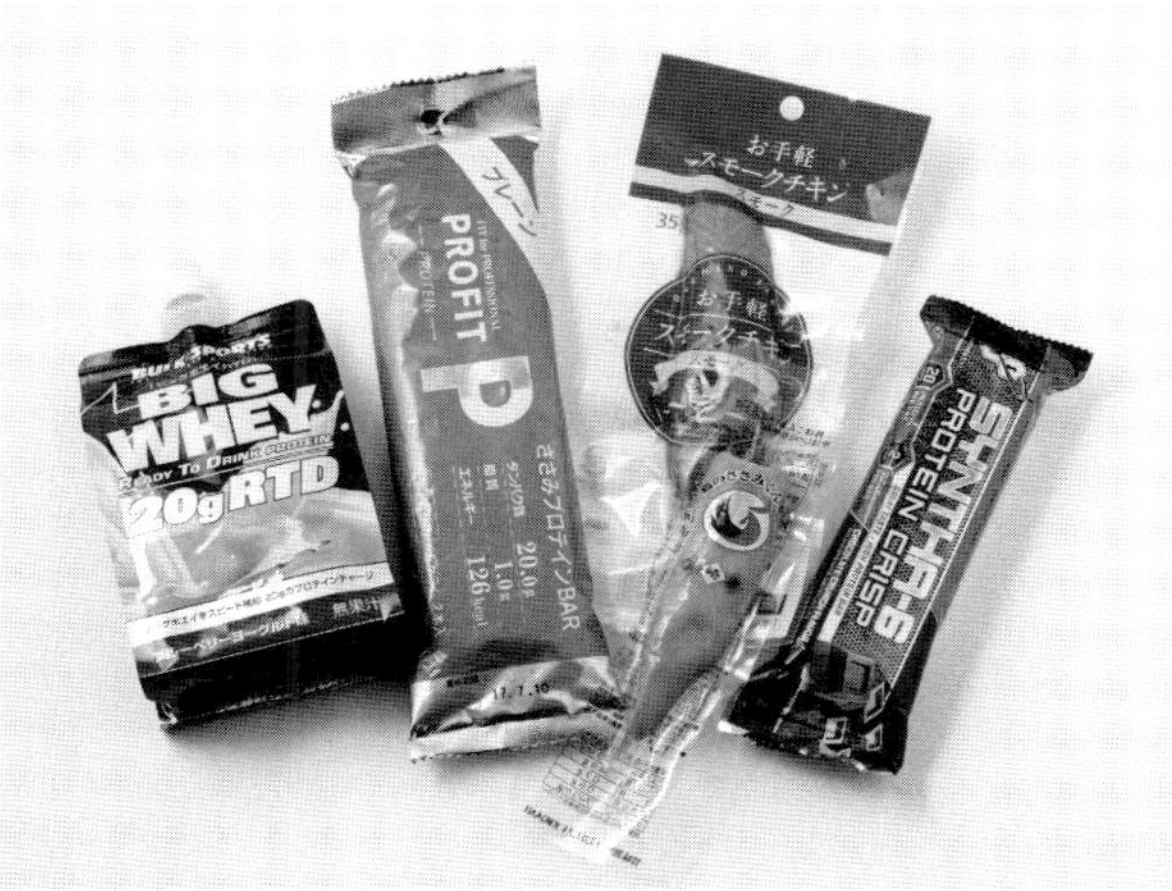

高タンパク低脂肪のささみバーやささみソーセージ、プロテインドリンク、
プロテインクリスプなどをいつも持ち歩いて、
お腹が空いたときにちょこちょこエネルギーチャージ。

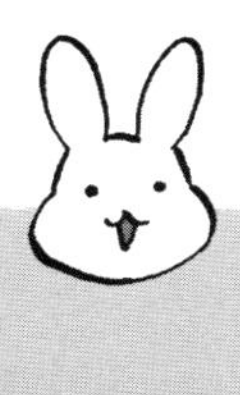

僕が飲んでいるサプリメント

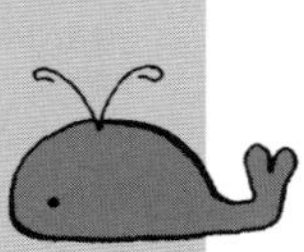

次に僕が愛飲しているサプリメントについて。
サプリメントには食材にはない長所がいくつもあります。
まず余分なカロリーを摂らずに狙った栄養素だけを摂取できる。
食事と違って短時間で摂取でき、持ち運びにも便利。
最近は価格も安くなっているので、ボッキ力を高める食生活の大きな味方となります。

僕が毎日飲んでいるのは、**ホエイプロテイン**、**アミノ酸のＢＣＡＡ**、**グルタミン**、**アルギニン**、**マルチビタミン＆ミネラル**、**亜鉛**などです。
ホエイプロテインは牛乳に含まれる乳清から抽出したタンパク質です。タンパク質含有量の高さが特徴で、筋肉を付けたい人にとっては王道とも言えるサプリメント。

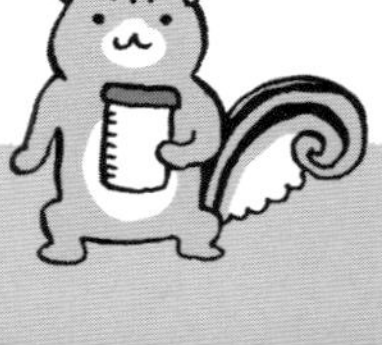

朝食後、筋トレの開始前と終了直後に摂るのが理想とされています（僕は毎食後や寝る前などにも飲みます）。

最近のプロテインは昔より美味しく、なんだかマックシェイクを飲んでいる気分♪

商品によってはビタミンやミネラルが配合されているので足りない栄養素が摂りやすく、吸収もよく効果的です。


アミノ酸の**BCAA**と**グルタミン**は、筋肉のタンパク質を構成するアミノ酸です。ＢＣＡＡは筋肉のエネルギー源として消費されるアミノ酸であり、不足すると筋肉からＢＣＡＡが取り出されるため、**筋肉の分解が進んでしまいます。**なのでお腹が空いたときは、筋肉が分解しないようＢＣＡＡの粉を直《じか》に口に流し込むのは日常茶飯事。

グルタミンは筋肉に最も多く含まれているアミノ酸。摂取することで筋肉の分解が抑えられるほか、体の免疫力を高める作用があります。

マッチョは風邪を引きやすいって聞いたことありますか？

筋トレ後は筋破壊を起こしているので、免疫が筋肉の修復に力を注ぐようにな

筋トレめも
ジムに入会したとき、
「腕周りが43センチを超えたら女に困らなくなるよ」と教えられた。

り、外から入ってきたバイキンに対応しきれないのだそう。

健康のために鍛えているはずが、風邪を引きやすい体を作っているという……(笑)。

僕は毎朝起床後、お湯で薄めたスポーツドリンクにアミノ酸を入れて飲んでいます（そのままレンジでチンすると僕には味が濃すぎるので）。そのアミノ酸がこのＢＣＡＡとグルタミンです。筋肉に多く含まれる体内のＢＣＡＡとグルタミンは就寝中に消費されて不足するため、起床後すぐに補充することで筋肉の分解を抑制します。また就寝前に摂取するのも有効です。

アルギニンもアミノ酸の一つですが、働きはテストステロンに近く、一酸化窒素（ＮＯ）を供給して血管を拡張する作用があります。

血流が促進されることによってボッキ力が高まり、筋肉の成長も促進されます。さらにアルギニンは精子の材料でもあり、摂取することで精子を増やす効果も期待できます。ボッキ力の向上により直接的に働くので、以前は撮影の本番前にも飲んでいましたが、尿が近くなるという副作用があるため、今はもう本番前に摂

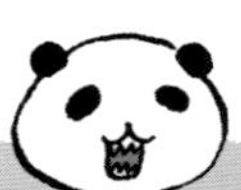

るのはやめました。おしっこに行きたいのにパンパンするのはツラいですものね（笑）。

このアルギニンは海外のサプリメントを取り寄せているのですが、ニオイを嗅ぐと本当にそのまんま「精子」のニオイ！

なので、女性にアルギニンのニオイを嗅がせるというのが一時マイブームになりました。女性が「うっ」という顔をするのがとても妖艶で。

一度、処女の子に嗅がせたら「お父さんの引き出しのニオイ！」と言っていました。お父さんは引き出しに何を隠していたのでしょう……。

マルチビタミン&ミネラルは、その名の通りビタミンB、ビタミンCなどの主要なビタミンと、カルシウム、マグネシウムなどの主要なミネラルがまとめて配合されたサプリメント。

必須栄養素であるビタミンとミネラルをしっかり摂ることは、ボッキにも健康にも重要です。

亜鉛は精子の生成に必要なミネラル。体内の酵素反応を高めてテストステロン

筋トレめも
ガリガリが「デカくなりたいんです！」と相談するとビックマックを食えと言われるのが習わし。

の働きを促す作用もあるため、海外では**「セックスミネラル」**とも言われており、ボッキ力の向上には欠かせません。

また食事から必要量を摂ることが難しく、不足しやすい栄養素でもあるため僕はサプリメントでも摂取しています。

ここで強く言いたいのが、サプリメントは便利なのですが、栄養は基本的に肉や魚、穀物、野菜といった普段の食事から摂ることが大前提で、サプリメントはあくまで補助的なものとお考えください。

よく「しみけんさんはどんなサプリメントを摂っているのですか?」「ボッキによく効くサプリメントって何ですか?」って聞かれますが、そういうときは**ちゃんとした食事、運動、睡眠ができていないのにサプリメントに頼っても効果は期待できないよ**、って返答します。ちゃんとした食事、睡眠、運動ができてこその「サプリメント」なのです。

いくらサプリメントが手軽で便利だからといって、依存度があまり高くなり過ぎないように注意してください!

筋トレめも

ライバルが高重量バーベルシュラッグをやっているときに、
声をかけて首の筋をケガさせようとする、姑息な手段が存在する。

油も男性ホルモンの分泌を活発にする

ほかにも食事に関してこだわっているのが〝**油の選択**〟です。

油は脂肪や悪玉コレステロールを増やす体に悪いものだと思われがちですが、種類によっては体を健康にして、ボッキ力を高める働きまであるのです。

僕がイチオシする油は「**MCTオイル**」。MCTとはココナッツオイルやパーム油に多く含まれている中鎖脂肪酸という天然成分。市販されている中鎖脂肪酸100％のMCTオイルは、他の油より4～5倍のスピードで消化吸収されるため、すばやくエネルギーとして燃焼し、脂肪になりにくいのが特徴です。

さらに血糖値の上昇を緩やかにして食欲を抑える作用もあります。MCTオイルを毎日摂ることによって無理せず食事量を調整することができます。

僕の場合はいつもコーヒーに垂らして飲んでいます。

スープや味噌汁に入れてもいいでしょう。MCTオイルは罪悪感なく油を摂れるのが魅力です。

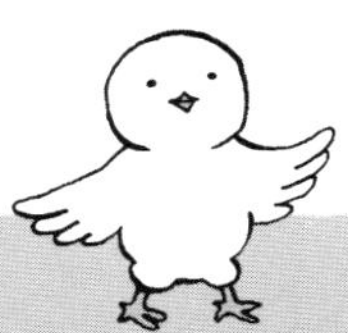

糖質（炭水化物）とタンパク質は1グラムあたり4キロカロリー。それに対して油（脂質）は1グラムあたり9キロカロリーもあるため、食事で摂取カロリーを減らすなら脂質を減らすのが効率的。

しかし、脂質は糖質と一緒に体を動かすエネルギー源となり、なおかつホルモンの材料となる重要な役割もあります。**油を過度に控えて脂質の摂取量が不足すると、結果的にボッキ力は弱くなってしまうのです。**

実際にある臨床実験では脂質の摂取量を減らすとテストステロンの分泌量も減るという結果が出たそうです。

僕もボディビルの大会に出たとき、脂質をカットし過ぎてボッキが弱ったことを体感しました。

また、油と脂は違います。なるべく「さんずいの油を摂れ」とトレーナーには言われてきました。さんずいの油は体の中に入っても血管の詰まりなどを流してくれる。〝にくづき〟の脂は体の中に溜まる、とのこと。

でも魚の脂は例外です。青魚に多く含まれる**オメガ3脂肪酸のDHA、EPA**も積極的に摂りたいところです。

筋トレめも

ベンチの補助役の汗が目に入り、潰れることがある。

回転寿司屋さんに行ったら必ず「今日は青魚、何がありますか?」と聞いてから「それすべてシャリ小でください!」と注文します。

またクルミからオメガ3脂肪酸を摂ることもあります。

ナッツ類はお菓子代わりに食べながら良質な油を摂れるのでオススメです。

オメガ3脂肪酸には、血中の悪玉コレステロールや中性脂肪を減らして血液をサラサラにする作用があります。血液がサラサラになると血流が促進されるためボッキ力も高まります。それだけでなく動脈硬化や脳梗塞などの予防にもつながるので摂って損はないですね。

食器の油を流すには、油で落としますよね。パーム油とか洗剤などで。

血管に詰まるアブラを落とすにもやはり油が必要なのです。

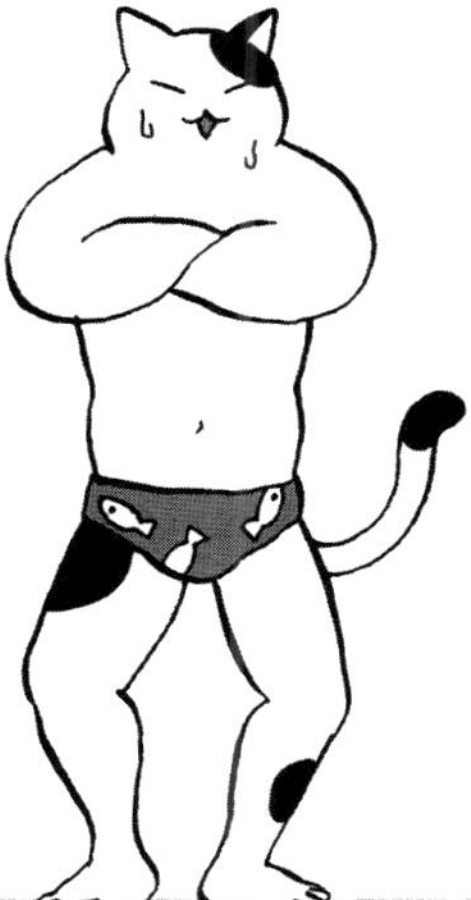

動物性タンパク質をたくさん摂ろう！

人からよく食事の相談をされるのですが、僕が感じるのは、**皆さんタンパク質の摂取量が足りない！**ということ。

よく聞くとその分、糖質（炭水化物）や脂質の摂取量が多く、食生活のバランスが崩れているように感じます。

僕はカロリー（エネルギー）の摂取バランスを、だいたい「タンパク質4・5：脂質3：糖質2・5」に設定しています。

ちまたでは糖質制限ダイエットが話題となっていますが、糖質を減らし過ぎると疲れやすくなってストレスが溜まり、僕はやる気もパワーもボッキ力も低下してしまいました。

タンパク質の摂取量を増やすのは簡単なこと。

もっと肉や魚をたくさん食べればいい！　そんなに食べられないよ！って人は

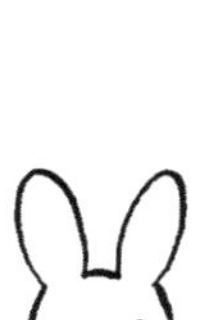

プロテインドリンクを飲めばいい！

プロテインは太る！と言う人もいますが、それはウソです。ガセネタです。

なぜかと言いますと、**プロテインは吸収するだけでも体はカロリーを消費するんです。食事誘発性熱産生**（DIT）と言います。

糖質で約5～10％、脂質で約4～5％、タンパク質で約30％と言われていて、

100キロカロリーのタンパク質を体が吸収するのに30キロカロリー必要だという計算です。

ちなみにこの**食事誘発性熱産生を考えると「食べれば食べるほど痩せる食べ物」というのが存在します。**

それは……固ゆでしたゆで卵、セロリなどです。

また冷たい水も飲めば飲むほど痩せます。

理由は「体温を維持するために脂肪を燃やす」からです。

信じられますか？　食べれば食べるほど痩せる食べ物があるなんて！

食に関する知識を持つと、いろんなものや信じられないこと、世の中の噂など

筋トレめも　ベンチの補助役の股の臭いで潰れることがある。

に惑わされずに、正しい判断ができるようになってくるのが楽しいですよね。

さて、筋肉の材料となるタンパク質には「動物性タンパク質」と「植物性タンパク質」がありますが、個人的にはもっと動物性タンパク質を食べてほしいです。

動物性タンパク質は、肉や魚だけでなく、卵や乳製品からも摂取できます。

人間は動物なので、同じタンパク質でも動物の筋肉を食べたほうが効率良く筋肉の材料として使われると言われています。

動物性タンパク質と聞くと「マッチョになる」と感じてしまう人もいらっしゃるかもしれませんが、女性も動物性タンパク質をたくさん食べたほうがダイエットも健康維持もうまくいきます。

女性はどうしても植物性タンパク質、主に納豆や豆腐といった大豆食品やナッツ類を食べがちです。デトックス効果のある食物繊維や、細胞の老化を抑制するレシチン、女性ホルモンと似た作用を持ち、肌や髪、骨などの新陳代謝を活発にするイソフラボンなどが一緒に摂れるため、女性は植物性タンパク質を重視するようです。

筋トレめも

ジムには「〇〇は俺が育てた」というおじさんが必ず1人はいる。

それは大いに結構！

なのですが、「植物性」は読んで字のごとくで、植物はキレイな花を咲かせます。

なので、**植物性タンパク質というのは見た目をキレイにする成分が多く、動物性タンパク質というのは「動物《うごくもの》」と書くくらいですから、元気にハツラッと動き回るためのタンパク質、生きるための筋肉などを生成する、と言えます。**

ダイエット中はもちろん、普段から「なーんかやる気でないなぁ」とか「元気が足りない！」というときは「動物性タンパク質」が足りていないのです。

元気のないときや、疲れているときほど動物性タンパク質の摂取！

肉料理を食べましょう！

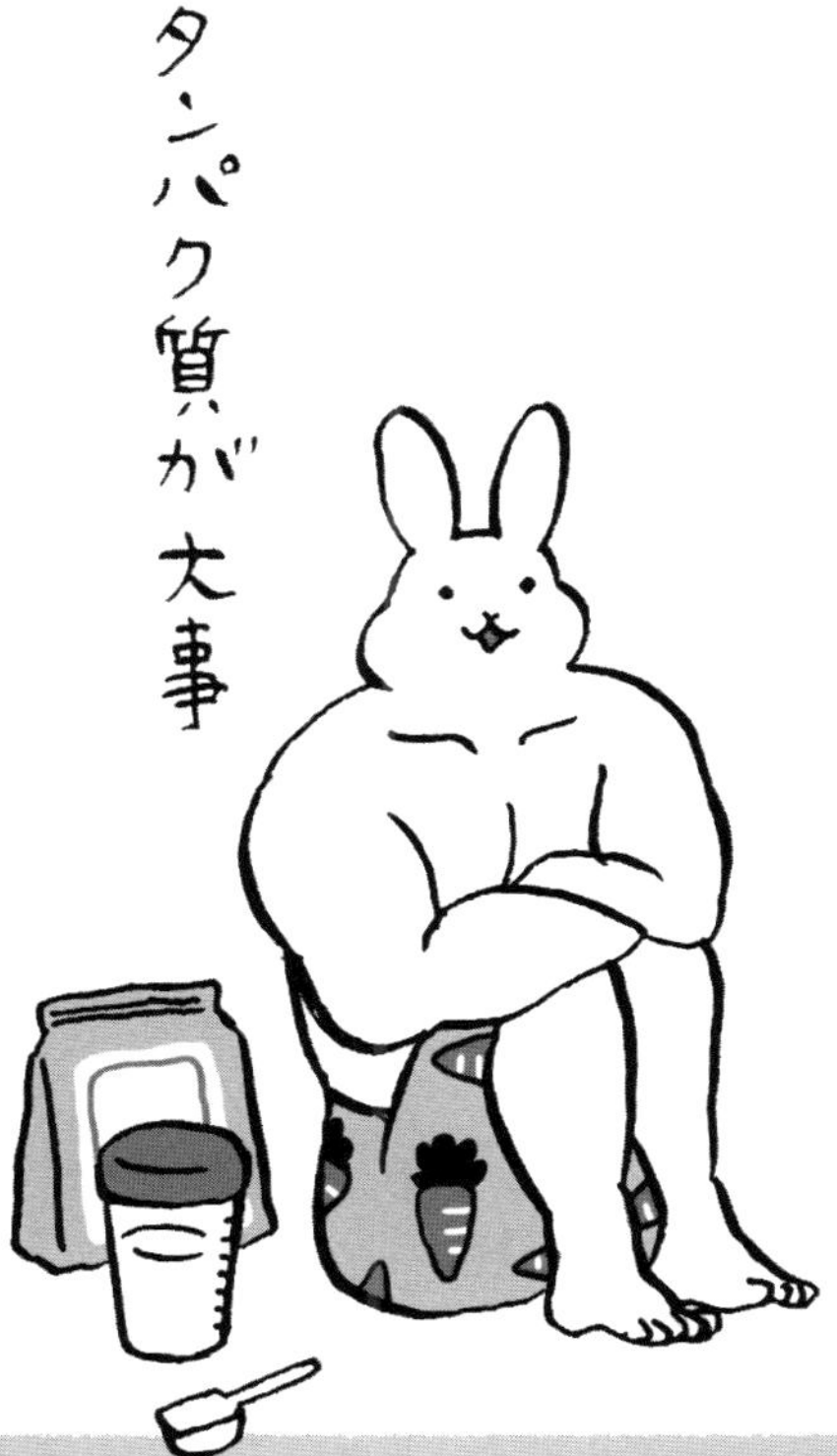

アルコールはボッキの大敵

僕はお酒をほとんど飲みません。

酔ってみんなでワイワイするのは楽しいのですが、なるべくアルコールは口にしないようにしています。年に飲む回数は……5回以下です。

理由は単純に**アルコールがボッキの敵となるから**です！

お酒を飲むと勃ちが弱くなるというのは、20歳以上の男子は皆経験があるのではないでしょうか。いざ目の前にいやらしい女性がいるのに、使い物にならない……。悔しいですよねぇ。

基本的にボッキするのは副交感神経が優位のときですが、アルコールを飲むと自律神経のバランスが崩れ、交感神経が優位に働きます。さらに、アルコールによって神経の伝達作用が鈍り、脳で感じた性的興奮がペニスまで伝わりにくくなるのが原因です。

酔うと気持ちが開放的になって性的興奮は高まりますが、その興奮がしっかりペニスまで伝わらないため、ボッキのスイッチが入らないというわけです。神様のいじわる！


AVで「媚薬を使っていやらしくなる……」なんて作品を目にしたことありませんか？

よく「AVで使っている媚薬って本当にあるんですか？」とか「女の子がいやらしくなる魔法の薬ってありませんか？」と聞かれます。

これらの答えはすべて「お酒を楽しく飲む」だと思っています。

AVの「媚薬もの」のときにお酒を飲んでリラックスした状態で撮影に臨む女優さんも多く、女性を大胆でいやらしい気持ちにさせるのもお酒だと思います。

しかし！　女性と楽しく一緒に飲んで、せっかくいい雰囲気になったのに男性側がアルコールのせいでボッキが弱くなってしまう……。

一筋縄ではいかないようにできてるんです！

過《あやま》ちを減らすために、神様はお酒の効用を男女で逆にしたのでしょう！

筋トレめも
筋肉のためなら死ねる。

そんな理由で、ボッキを職業とする僕には、アルコールが翌日まで残る可能性のあることは避けなければなりません。

また、お酒を飲むと筋肉を生成する肝臓が、毒素であるアルコールの分解を優先するため、せっかく筋トレをしても筋肉の成長につながらないというデメリットもあるのだとか。

なので筋トレ界には**「1杯のお酒が1週間のトレーニングを無駄にする」**という言葉が存在します。

またアルコールを摂取したあとに食べるものは、摂取しないときよりも脂肪への変換率が高くなるそうです。

体脂肪が増えるとテストステロンの分泌は低下しますのでこれまた要注意。

実は、アルコール自体は太りにくいのです。アルコールはエンプティーカロリーと言って優先的にカロリーが消費されるので脂肪になりにくいのですが、お酒のカロリー分を消費している間は、ほかのカロリー消費をストップしている状態ですので、お酒を飲みながらの食事はカロリーオーバーのもととなりやすいのです。

本当の意味でのエンプティカロリーとは「栄養は含まないが、カロリーだけは

筋トレめも

プロテインラウンジでトッピングに女性従業員のツバを注文するが、一度も成功した事がない。

ある」というものなので……文字にすると恐ろしいですよね。

数あるお酒の中でも焼酎やウイスキー、ウォッカなどの蒸留酒は、糖質がほとんど含まれていないため、ほかのアルコール類よりも低カロリー。

飲むお酒をビールや日本酒、ワインのような醸造酒ではなく、蒸留酒にするだけでカロリー（エネルギー）や糖質の摂取量を抑えることができます。またビールが好きな人は糖質ゼロのビールを選べばＯＫで……と言ったところで、お酒好きの人には難しいでしょう。

それほどまでにお酒には魅力が詰まっていますから。

お酒との付き合いは、ボッキや体重維持との付き合いでもあります。

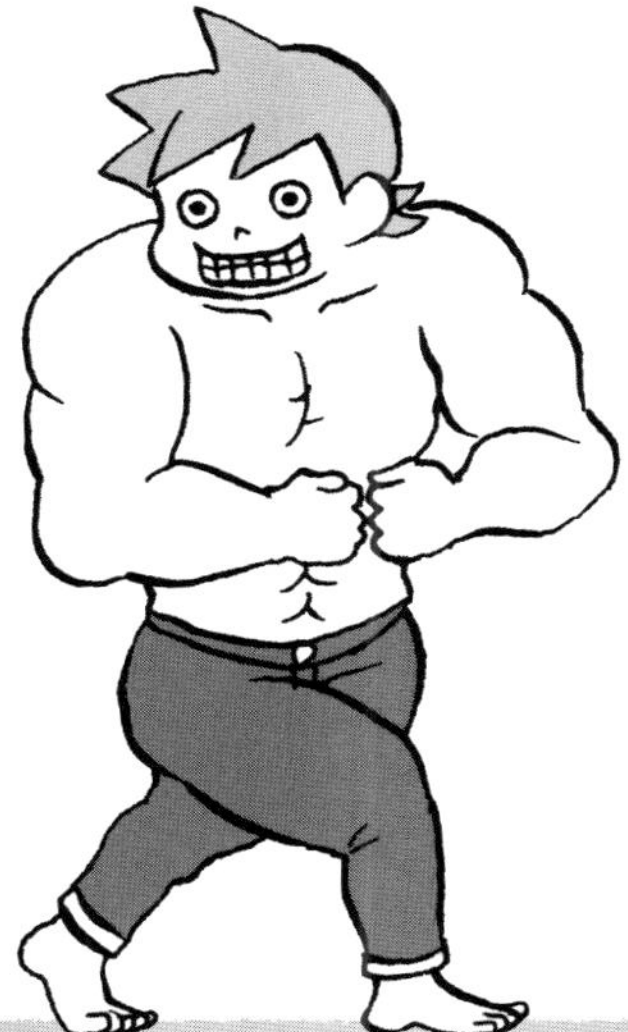

ストレスを溜めない食事制限

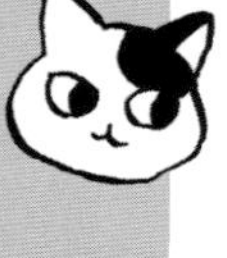

ここまで僕の食生活についていろいろお話しさせていただきましたが、自分自身ではそこまで節制している感覚はありません。

我慢をしていたら続かないことを知っているからです。

それは人間関係でもそうです。

お付き合いしているパートナーに嫌な側面があっても、嫌われたくないからという理由で我慢をすると、いつか爆発し破局を迎える、というのは想像に容易いです。

なので我慢するのではなく、いい部分を見つけてそちらに意識をそらす。

また、直すべきところはしっかりとパートナーや自分自身と向き合って意見を伝え合う、そういうことをしていくように意識をしています。

食生活でも、今まで書いてきたようなことをいきなり実践しようとすると我慢

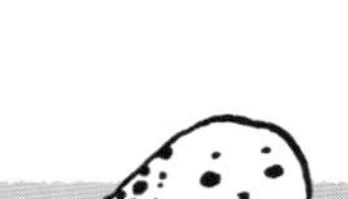

が生じるでしょう。しみけんはストイックだからできるのだ、なんて口にする人もいらっしゃいますが、僕自身はストイックと感じたことは一度もありませんし、我慢もしていません。

適当に息抜きしながら「継続できる手立てを模索して、だましだましながら続けている」。それが習慣化したら、しめたものです。

我慢は絶対に続かない。

我慢はストレスのもと。ストレスがいかにボッキに悪いか……さんざん述べてきましたからわかりますよね！

体脂肪率の高い人は、ある程度のダイエットが必要となりますが、決して慌てることはありません。

好きなものも食べて節制とストレスのバランスを取りながら、1カ月につき体重のMAX4％を落とすことができればボッキ力の向上には十分です。体重が70キロの人なら2・8キロの減量です。

そして、**見返りを求め過ぎて頑張り過ぎちゃうと、絶対に続きません。**

筋トレめも　トレーニング後、プロテイン摂取のゴールデンタイムの強迫観念は異常。

なので何事においてもいかに継続しながらできるかを模索していくのが、人生の鍵となります。

こんな偉そうに、いろいろと書いている僕ですが、1日3回の食事×1週間＝21回の食事があるとしましょう。

回数を決めているわけではありませんが、そのうち8回くらいはジャンクなものやラーメン、焼肉、イタリアン、フレンチ、中華料理なども食べています。特にラーメン・つけ麺は大好きで週3は食べています。

これはあくまで僕個人の実感なのですが、太麺のつけ麺は太らない。そしてなぜかボッキにいい！

これウソみたいですけど、僕が実感していることです。

ボッキは精神状態も多分に関係するので、ひょっとしたら人それぞれボッキする精神状態となる食材や食品があるのかもしれませんね。

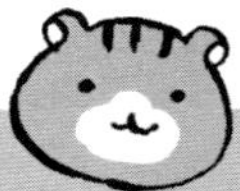

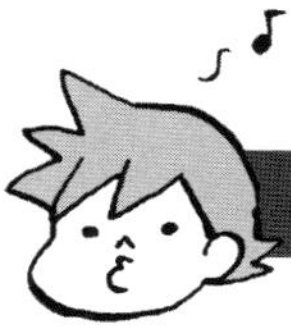

しみけんスタイル　1日の食生活

（※1日に2回撮影がある場合のスケジュール）

9：00	起床
9：05	スポーツドリンクのお湯割りに BCAAとグルタミンを10グラムずつ入れて飲む。 その後MCTオイルを垂らしたコーヒーでカフェインを摂る。
9：20	エアロバイク10分、連続グーパー、ストレッチ
9：40	筋肉を起こすための筋トレ
9：55	ボッキ飯を2〜3食分作る
10：10	朝食（ボッキ飯、鶏肉、ヨーグルト＋サプリメント）
12：00	1本目の撮影
15：30	撮影終了後に昼食（ボッキ飯＋ロケ弁当）。ジムへ移動
16：10	ジムで筋トレ
17：20	筋トレ終了
18：00	2本目の撮影
22：00	撮影終了後に夕食（ボッキ飯）※日によってはその後に外食
27：00	就寝

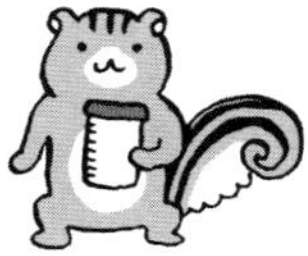

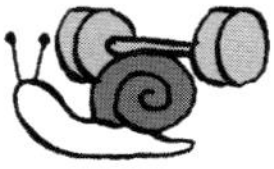

※ 1日に3回ほどプロテインシェイクを飲む

筋トレめも

「ウエストを細くしたいです」と入門して来た女性が、
高重量のベントロウをやらされているのを見たことがある。

MEMO

筋トレめも

中二病のようにゾッドマンカールやドリアンローイングなど、
マイナーなトレーニング種目にハマる時期がある。

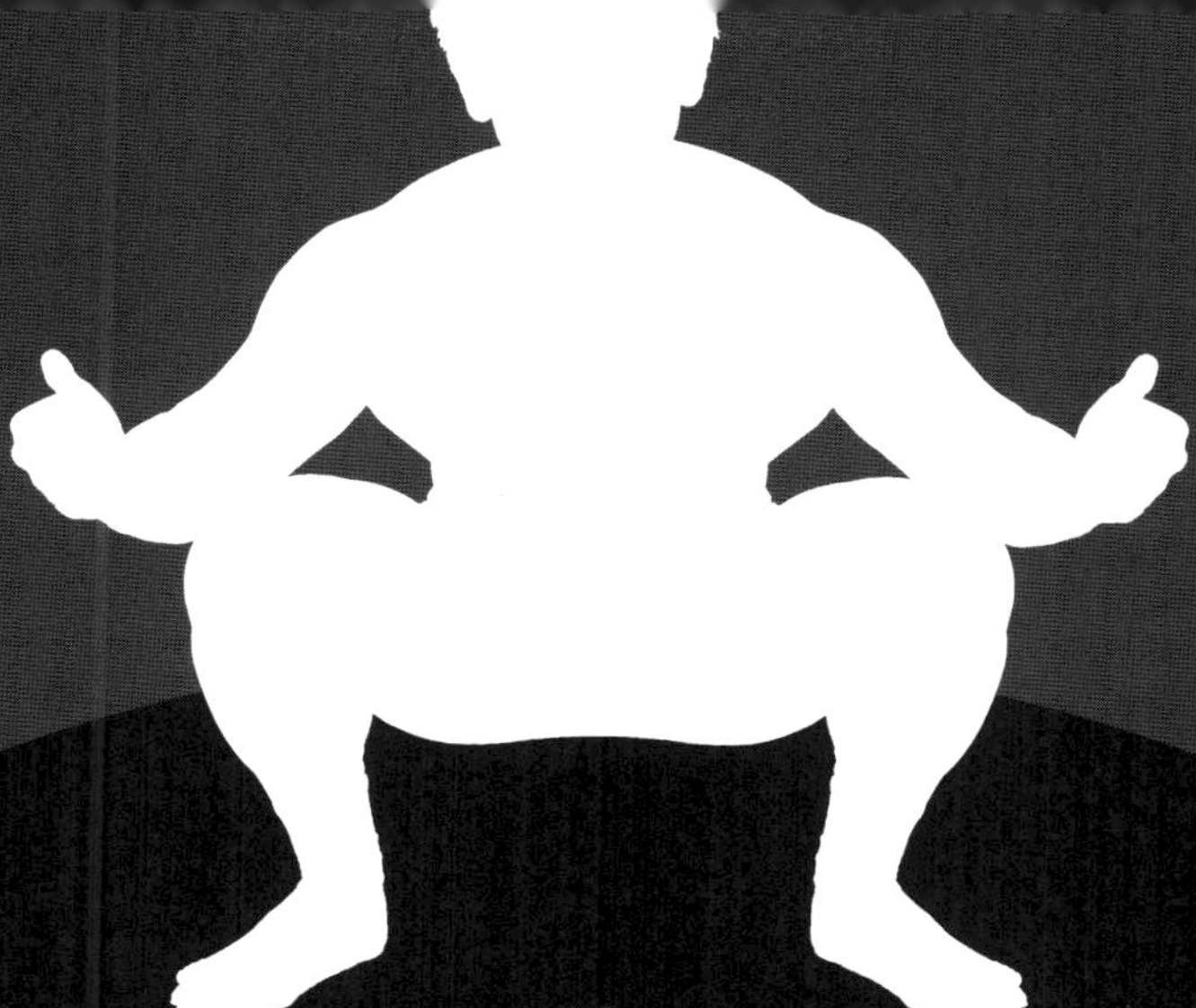

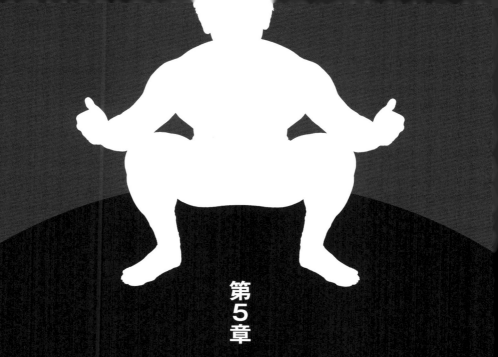

第5章

僕の楽しい筋トレライフ

僕にとっての
夢の国と言えば……
TDL、USJ、
そして「G・Y・M」!

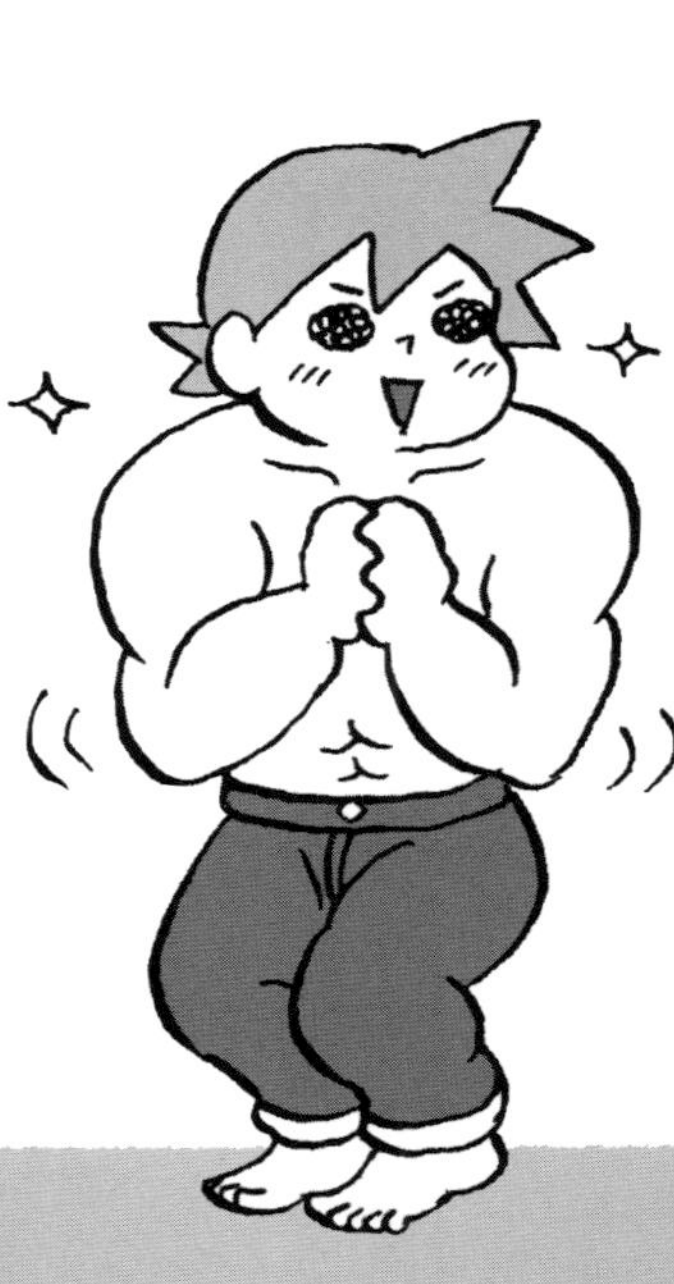

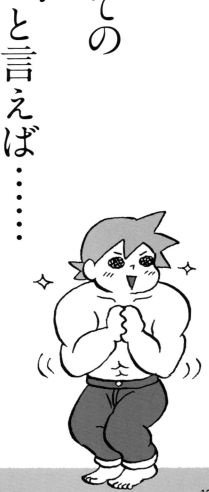

筋トレ後の食事までがトレーニングです！

ボッキ力を高めるテストステロンは、適度な運動によって分泌が増えるため、筋トレをするだけでも増えます。さらに、筋トレによってテストステロンの受容体（レセプター）となる筋肉を成長させれば、より分泌が促進されます。

とはいえ、筋肉を成長させるためには、筋トレだけしていてはダメです。筋トレの効果を高めるためには食生活にも気を使わなければなりません。

筋トレの効果は「食事で決まる！」と言っても過言ではなく、筋肉の材料となるタンパク質が足りないと、筋肉は発達してくれません。

またエネルギー源となる糖質（炭水化物）や脂質は、摂り過ぎると余った分が脂肪となってしまいます。

だからこそ僕は食事にちょっとだけ気を使っています。部分的にもう少し筋肉を付けたい部位はありますが、筋肉量や体脂肪率に関しては今ぐらいで十分かなと。

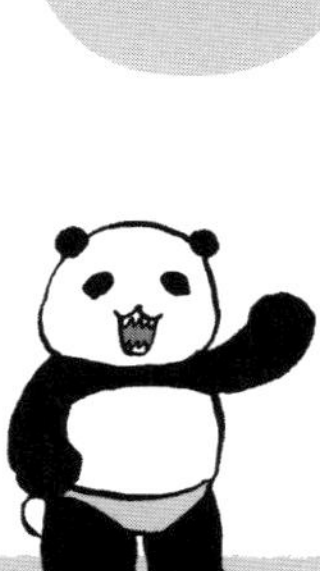

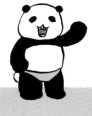

そして筋肉量と体脂肪率の維持＝ボッキ力の維持と考え、この10年間、朝食とトレーニング後の食事は、〝ほぼ〟同じです。

いろいろ試していった結果、ここにたどり着きました。

ほぼ、というのは体が慣れてしまわないように、ヨーグルトの種類や食べる量を変えたりなど、「ちょっとずつ」変えてはいるからです。

巷にはたくさんのトレーニング本や、パーソナル・トレーニングジムがありますが、だいたい行き着くところは同じ、「スクワット」です。

人が極限まで走りを早くしたら9秒台後半で止まる、というのと同じで、人が最終的に行き着くところはほぼ同じなのです。

僕が気を使っているのは、**朝食とトレーニング後の食事、小腹が空いたときに食べるものだけ**です。

昼食は持参した「ボッキ飯」を食べてから、ロケ弁とかラーメンなどを食べます。

夜も会食が多いので、たいていが高カロリーの外食。深夜0時をまわってから

筋トレめも

外国製の水に溶かすサプリは真っ赤やグリーン、真っ青などすごい色をしている。

ラーメンなんかも結構あります。

僕の考えでは「悪いものだけ食べてたら体は悪くなる。体にイイモノを食べて、悪いものを食べると帳消し、ないしちょっとだけいい方向になる」です。

夜だと、焼肉やラーメンを食べる前に「ボッキ飯」で胃の中に草を敷いておく。それから外食をすると、そんなに太ったり、体の調子が悪くなったりしないんです。

逆に美味しいものを気兼ねなく食べられて、精神的には超大満足の状態に！

食の楽しみはやめられません。

なので体もよくして、食も楽しむ、がモットーです。

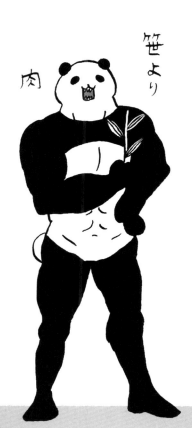

ジムは人生のオアシス！

僕はジムに何回人生を助けられたことでしょう。
僕はジムがなければどんなクズ人間になっていたでしょう。
僕がジムに出会っていなければ……今の僕はいませんでした。
僕にとって筋トレはなくてはならないもの。
ジムに通うことは生活の一部となっています。
僕にとってジムはオアシスです。
癒しの場なんです。

「疲れた〜」と口にするとき、実はその疲れには2種類あることにお気づきでしょうか？

一つは「心の疲れ」

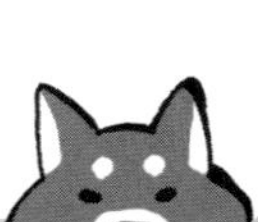

もう一つは「肉体の疲れ」です。

「心が疲れているとき」とは、仕事で疲れたとか、人間関係で疲れたとか、心の元気がないなどでストレスが溜まっている状態です。

いっぽう、お父さんが子供の運動会で久々に走って全身が筋肉痛だ！とか、みんなで久々にサッカーをしてもうクタクタだ！とか、物理的に筋肉が疲労している状態が「肉体が疲れているとき」なのです。

しかし「疲れた～」と口にするときのほとんどは「心の疲れ＝ストレスが溜まっている」状態なのです。

外回りで今日2万歩歩いた、立ち仕事で立ちっぱなしになった日などは、「肉体の疲れ＝筋肉が疲労している」状態となりますが、実は心も一緒に疲れている状態です。

でも、**心の疲れは、肉体の疲れで相殺できます。**

何度も書きましたがストレスは溜まるものなので、吐き出す行為によってのみ発散されます。

筋トレめも

一般の人がその色を見ると「身体に悪そう」と言うのに対しトレーニーは「効きそうだ！」と真逆のリアクションをする。

心の疲れはストレスが溜まっている状態なので、力、汗、声を出すことができるジムは心の疲れを吐き出すのに最適なのです。

そしてトレーニングをすると、成長ホルモンが増えて体が若返り、男性ホルモンが増えてやる気が充満されるといういいことづくし。

それに、肉体の疲れが心の疲れを上回っていると寝つきが良いのです！

心が疲れているとき＝ストレスが溜まっているときってベッドに入っても考えごとをしてしまったり、モヤモヤしてなかなか寝付けないこと、ありません？

それに対して肉体が疲れてるときは、そんなことを考える余裕もなく、すぐに寝てしまいます。心の疲れは肉体の疲れで打ち消す!!


それくらい、疲れているときこそ運動したほうがいいのです。

ジムに行けないのであれば、疲れているときに「うんこ座り」をして、心の疲れを打ち消してやりましょう！

筋トレめも
トレーニーのプロテインへの味のこだわりは強い。

自分の体と会話してますか?

トレーニングで得られるメリットはストレス発散、成長ホルモン、男性ホルモンの分泌、かっこいいカラダ作りなどだけではありません。

自分の体と会話ができる、というメリットもあります。

よくマッチョの人が「筋肉と話している」なんて聞いて「アホちゃうか」と感じてしまう人もいることでしょう。

でもコレ……とっても大切なことなのです。

ちゃんと筋肉や神経など自分の体と会話をしていないと、歳を重ねていくにつれて「思っていた動き」と「実際の動き」に誤差が生じ、運動会で転ぶお父さんのようになってしまいます。

運動神経がいい人には共通して「**体をイメージ通りに動かすことができる**」という特徴があります。そうした能力を養うために、筋肉や神経など自分の体と会話をする機会を作っていきましょう!

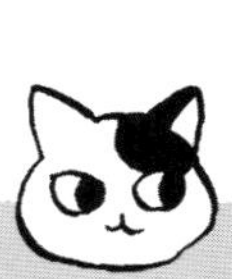

女性が男性にセックスアピールを感じる部分とは？

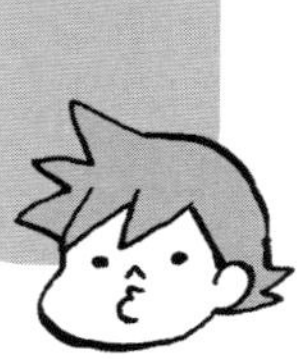

皆さんは異性を目の前にしたとき、どこを最初に見ますか？

男性が女性を見ると胸やお尻、脚などに目がいく方が多いのではないでしょうか？

これは胸の膨らみやお尻の丸み、ムチムチした太ももから女性としてのセックアピールを感じるために目がいってしまうのでしょう。

僕は顔（目を見て話す、と言う意味での顔です）↓ワキまわり↓お尻↓胸の順で見てしまいます。

では女性は男性のどこを見てセックスアピールを感じているかわかりますか？

それは意外にも「お尻」だそうです。男性のお尻を見て「セクシーだ」と感じる女性が多いそうなのです。

これは意外でした。

てっきり「胸板の厚さ」や「太い腕」「六つに割れた腹筋」などにセックスアピー

ル感じるものだと思っていたら……「キュッと上がったお尻」なんですって！

だったらうんこ座りですよね！　やっぱりお尻をしっかり鍛えるべきなんです。

下半身を鍛えることは百利あって一害もなし！ってわけです。


腕を太くしたい！　腹筋を6つに割りたい！と思っている男性は多いはずです。

そんなときに、アームカールや腹筋運動をしていないでしょうか？

実は腕を太くするためにも、シックスパックを作るのにも「うんこ座り」が有効なのです!!


腕の筋肉は小さい筋肉群。なので、いくら鍛えても「小さい袋に詰め込んでいる状態」に過ぎません。そうではなく、**詰め込むための袋を大きくすれば腕も効率よく太くなる**のです。その方法がうんこ座りから始めるスクワットなのです。

下半身の筋肉は全身の筋肉の約7割を占めています。

下半身の筋肉量が増えれば、全身の筋肉量が底上げされるんです。

僕がジムに入会したとき「腕まわりが43センチを超えたら女に困らなくなるぞ」と言われてまずやらされたのが「スクワット」でした。

筋トレめも
ジムではスクワットは深くしゃがまないと、存在が認められない。

ジム界には「**男は黙ってスクワット!**」という標語があるのは有名な話です。

腹筋を割るのにもうんこ座り、スクワットをするべきなのです。

腹筋はもともと割れているのですが、その上に脂肪が乗っているため「隠れている状態」なだけなのです。なので一番カロリーの消費が激しいうんこ座りやスクワットをしろ、という理論なのです。

またスクワットは先にも言ったとおり筋トレ種目の中でも唯一「心肺機能も鍛えられる」運動ですので、全身の筋肉の約7割を占める下半身を鍛えるうんこ座り、スクワットはまさに万能トレーニング!

最後にもう一度、うんこ座り、スクワットのメリットとデメリットを上げてみよう。


うんこ座り、スクワットをすると……

●老後も足腰をしっかり保てる
●ちんちんが元気になる

筋トレめも
スクワットのしゃがむ深さはその人の真面目さを物語る。

●お尻を鍛えるので女性にモテる
●男性ホルモンが出るのでやる気がみなぎる
●成長ホルモンが出るので若返る
●腕が太くなる
●腹筋が割れやすくなる
●心肺機能も鍛えられる

逆にデメリットを書くと……

●ない

おいおいおい！（笑）
こうなったらうんこ座り、スクワットはヤルしかないよ！
成功する人はやってから悩む。
失敗する人はやる前から悩む。
だから今すぐやれ、うんこ座りを！

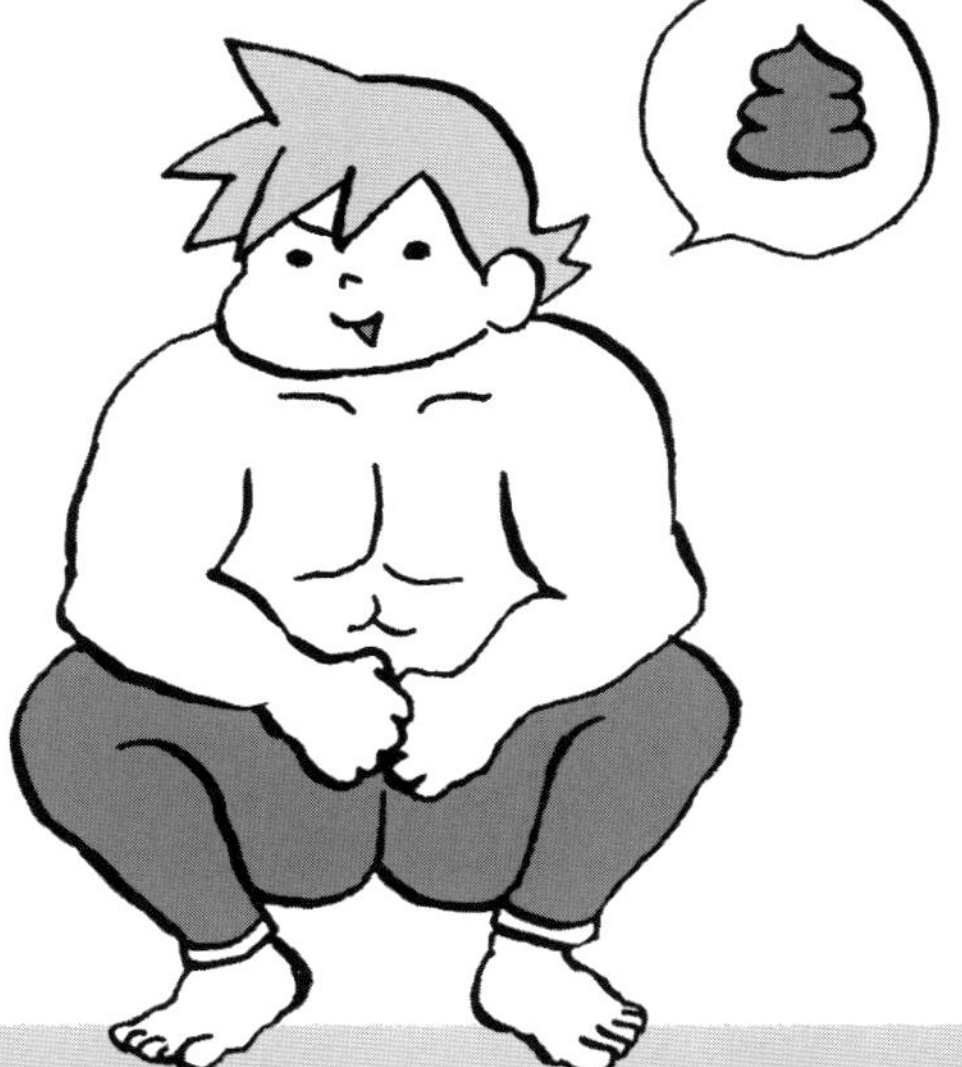

おわりに

いかがでしたか？　うんこ座り読本。

僕自身、トレーニングで人生を変えることができた人間なので、トレーニングの素晴らしさと面白さ、気づきなどをどうしても世に伝えたい、そしてジムにいる個性的な人々を紹介したい！などの思いが扶桑社さんに伝わって、今回執筆に至りました。

しかし、本の制作は一筋縄ではいきません。

はじめにオファーをいただいたときは、普通の「筋トレ本」でした。

僕の筋肉はそんなに誇れるものでもなく、僕よりデカくてカッコいい体の人は山ほどいます。だから説得力に欠けるんです。だったら僕にしか書けない「下半身強化」のトレーニング本を書きたいと伝えました。

また、僕は今までに数えられないくらい「ボッキに効く

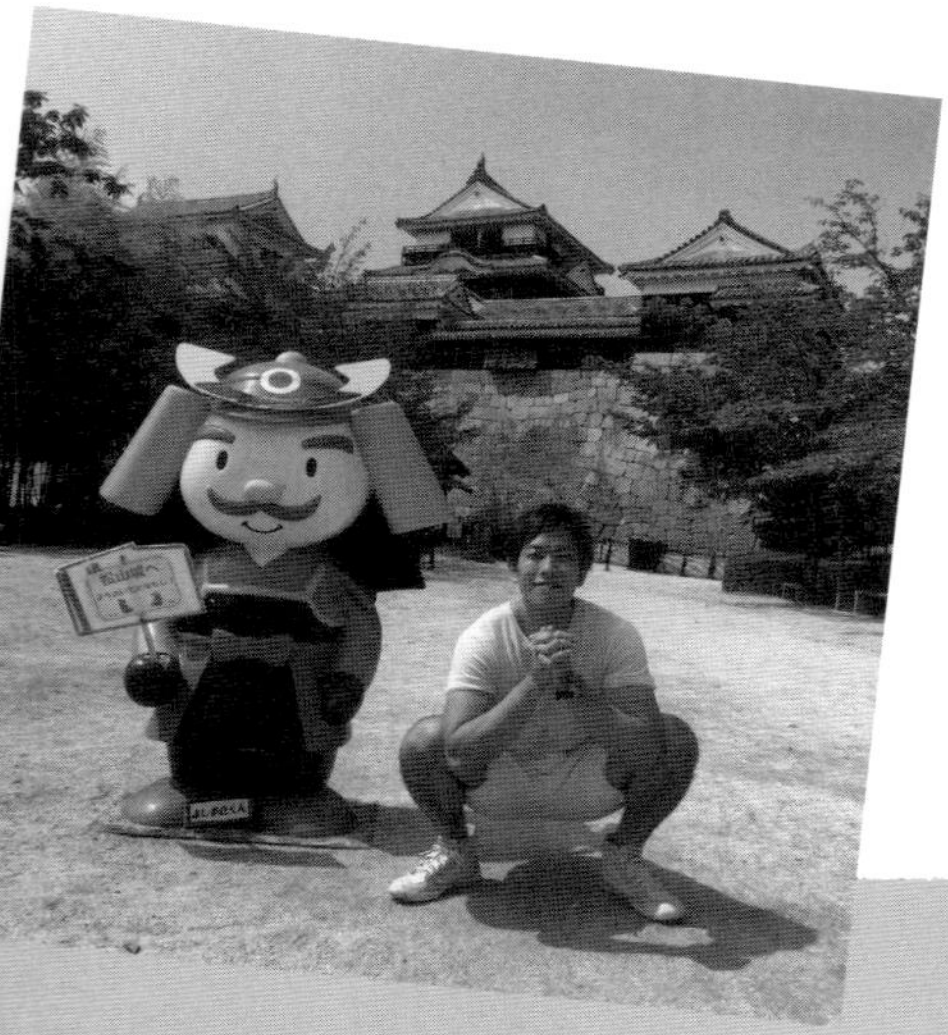

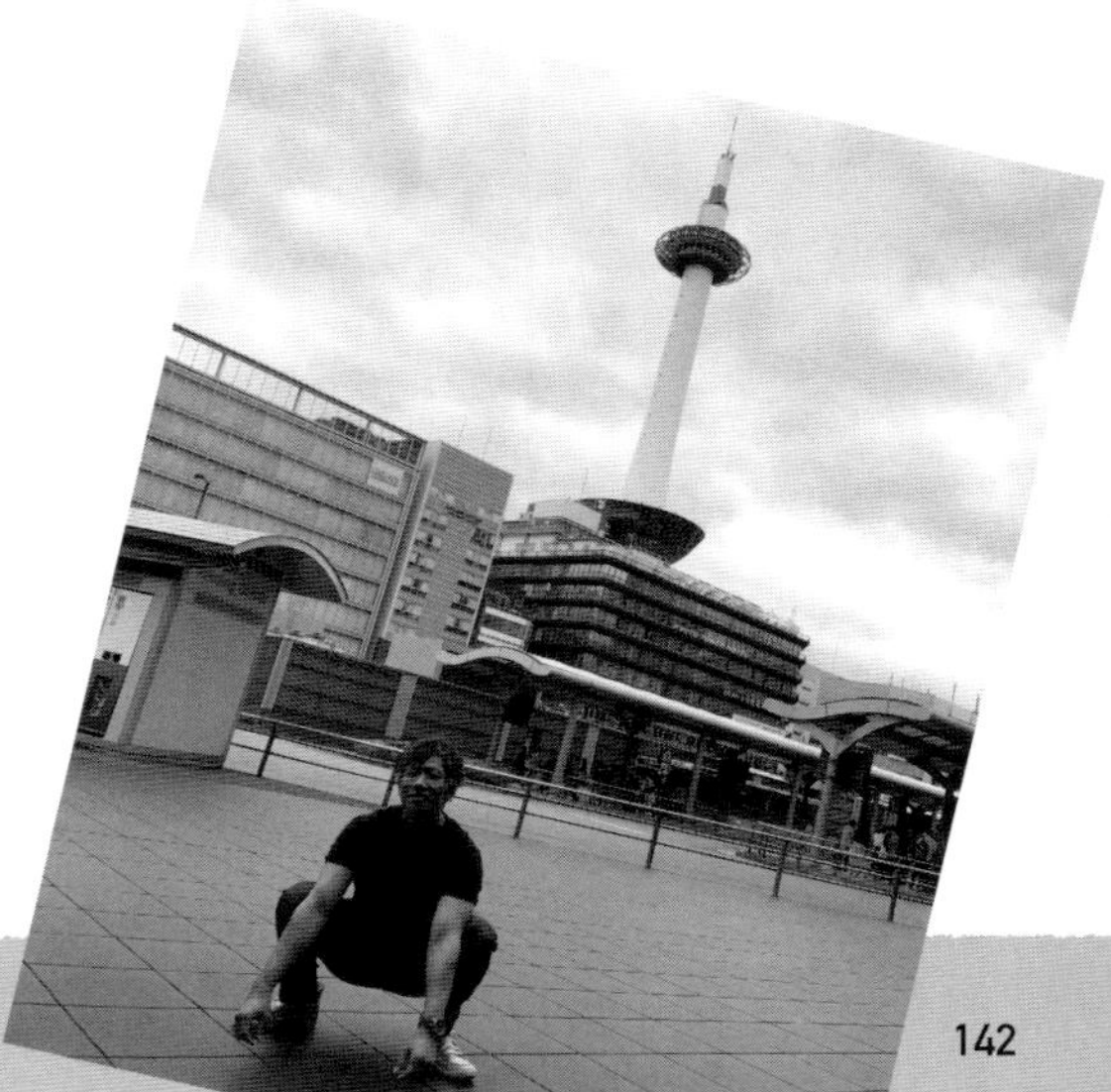

〇〇」という取材を受けてきました。その度に「スクワットをやってください」と言ってきましたが、「スクワットをやってください」と伝えても、実際にはやらない人がほとんどだと気づき、そこから考え出したのが「うんこ座り」だったのです。

いやぁ～、僕の人生ホント「うんこ」ってワードが切り離せないようで（笑）。

この本を読んでくださった皆様、本当にありがとう！
うんこ座りを実践し「こんな風に人生変わったよ！」とか「こんないいことが起きました！」などがありましたらどしどしお聞かせください。そして、まわりの皆さんにもうんこ座りを布教してくださいね。
世界が平和であることを祈って……。

2018年2月　しみけん

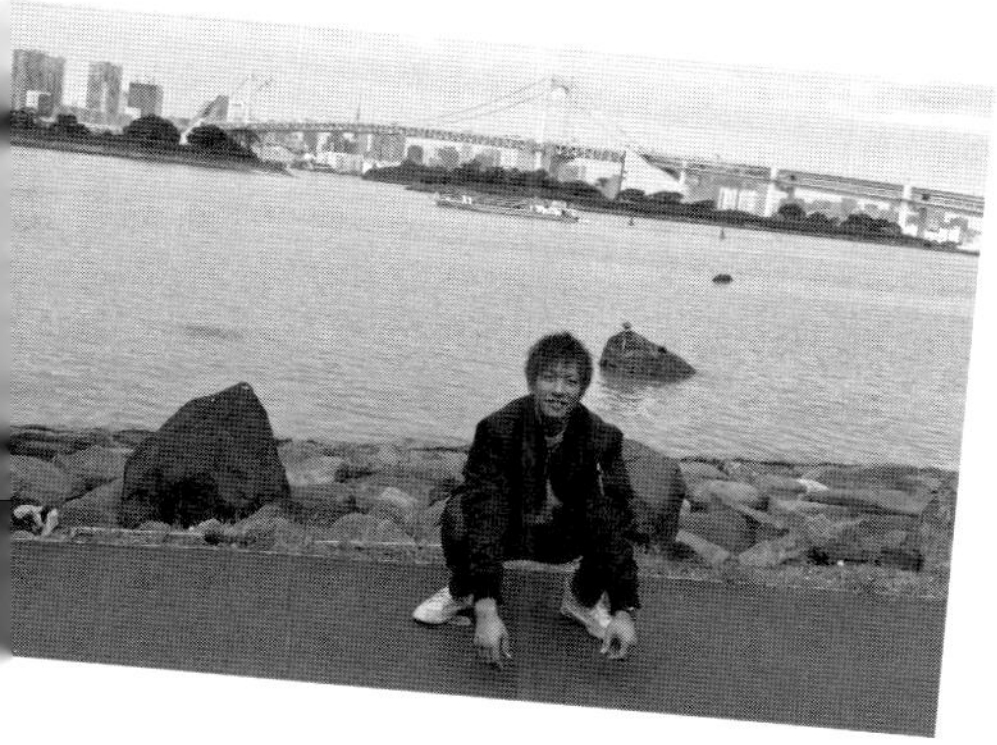

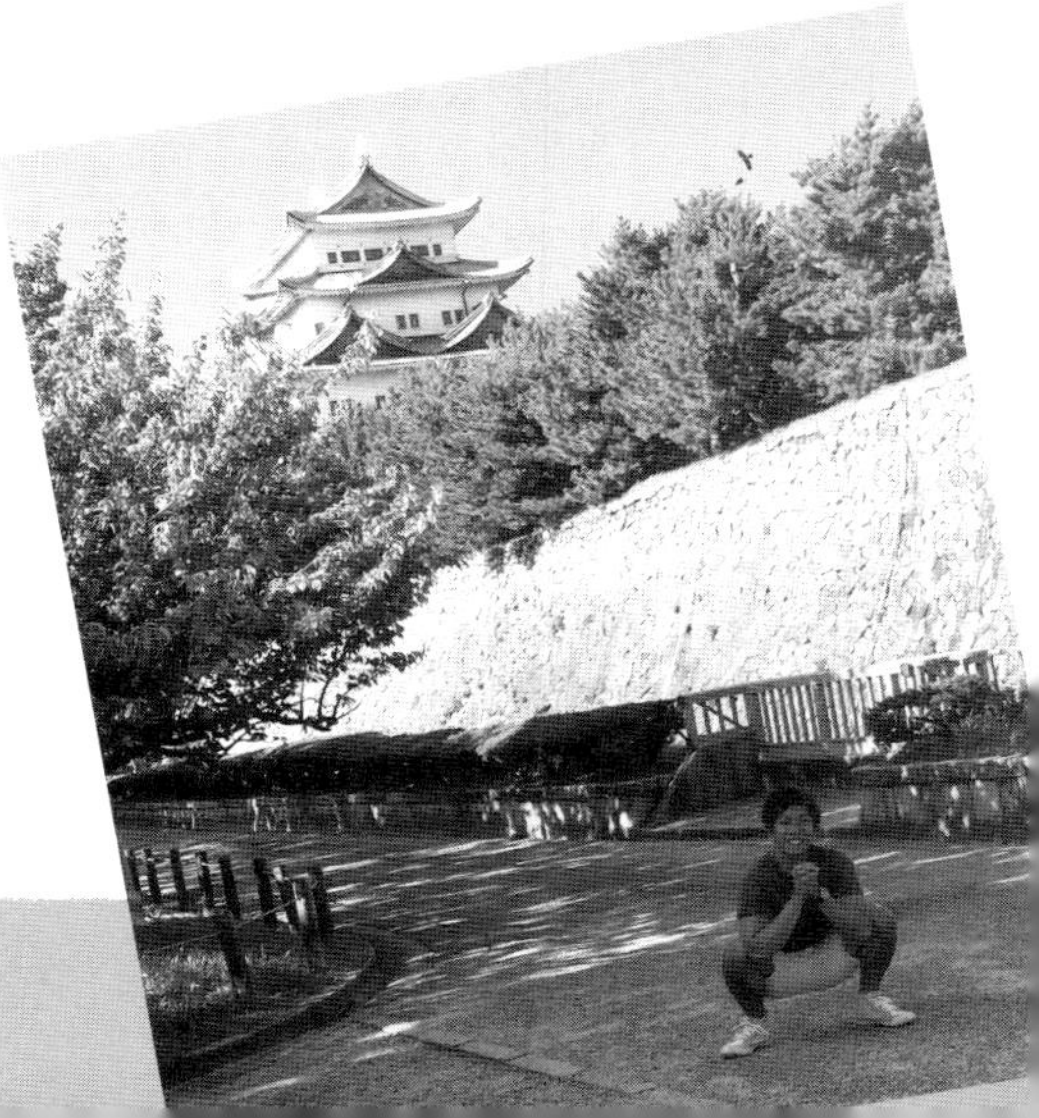

しみけん

1979年、千葉県生まれ。男優歴20年、出演作品9300本、経験人数は約1万人、日本のAV業界におけるトップ男優で性の求道者。趣味は、読書、ブレイクダンス、筋トレ、クイズなど多岐にわたり、東京オープンボディビル選手権大会60kg級で6位入賞(2005年)、「地下クイズ王決定戦」(BAZOOKA!!!)では第4回、第5回の地下クイズ王に輝いた。著書に『光り輝くクズでありたい』(扶桑社)、『SHIMIKEN's BEST SEX 最高のセックス集中講義』(イースト・プレス)、『やっぱり熟女がいちばんでした。』(KADOKAWA)など。テレビ出演や講演会などマルチに活躍中。

Twitter:@avshimiken

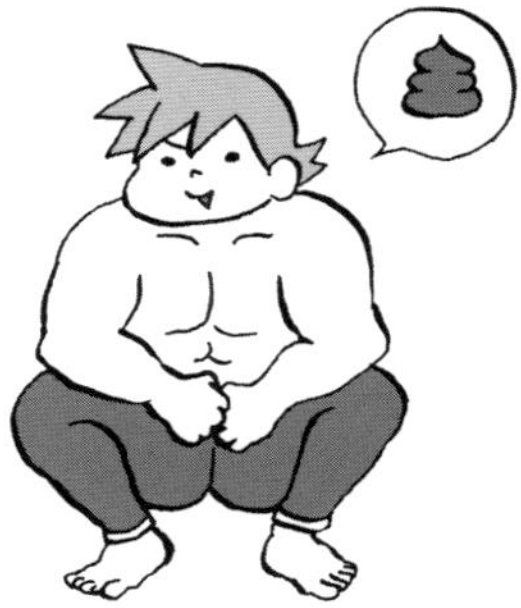

協力/三富政行(プロレスラー)

構成/谷口洋一
撮影/山田耕司(扶桑社)
　　　難波雄史(扶桑社/弁当)
ブックデザイン/鈴木貴之
イラスト/伊藤ハムスター
編集/高橋香澄(扶桑社)

AV男優しみけんが教える
うんこ座りでオトコの悩みの大半は解決する!

2018年3月20日　初版第1刷発行
2023年9月10日　　　第4刷発行

著　　者　しみけん

発 行 者　小池英彦

発 行 所　株式会社 扶桑社
〒105-8070 東京都港区芝浦1-1-1 浜松町ビルディング
電話 03-6368-8870(編集) 03-6368-8891(郵便室)
www.fusosha.co.jp

印刷・製本　株式会社 広済堂ネクスト

 ISBN978-4-594-07877-5